ÉTUDE

SUR LE

TRICHINA SPIRALIS

PAR

H. KESTNER

DOCTEUR DE LA FACULTÉ DE MÉDECINE DE STRASBOURG
DOCTEUR EN MÉDECINE ET EN CHIRURGIE DE L'UNIVERSITÉ DE GŒTTINGEN
MÉDECIN DE L'HÔPITAL DE MULHOUSE
ANCIEN MÉDECIN DES HOSPICES CIVILS DE HANOVRE.

Avec deux planches lithographiées.

PARIS

J. B. BAILLIÈRE et FILS

LIBRAIRES DE L'ACADÉMIE IMPÉRIALE DE MÉDECINE
rue Hautefeuille, 19.

Londres	Madrid	New-York
HIPPOLYTE BAILLIÈRE.	C. BAILLY-BAILLIÈRE.	BAILLIÈRE-BROTHERS.

LEIPZIG, E. JUNG-TREUTTEL, QUERSTRASSE, 10.

1864.

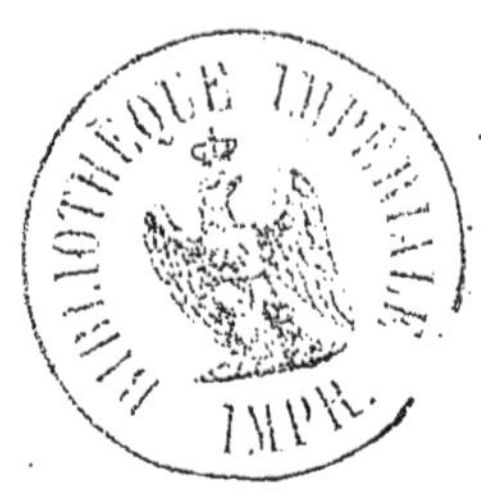

ÉTUDE

SUR LE

TRICHINA SPIRALIS.

ÉTUDE

SUR LE

TRICHINA SPIRALIS

PAR

H. KESTNER

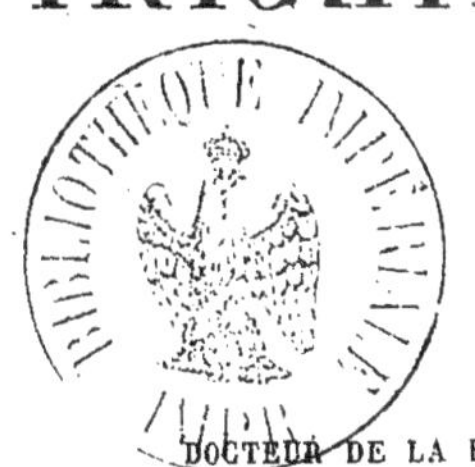

DOCTEUR DE LA FACULTÉ DE MÉDECINE DE STRASBOURG
DOCTEUR EN MÉDECINE ET EN CHIRURGIE DE L'UNIVERSITÉ DE GOETTINGEN
MÉDECIN DE L'HÔPITAL DE MULHOUSE
ANCIEN MÉDECIN DES HOSPICES CIVILS DE HANOVRE.

Avec deux planches lithographiées.

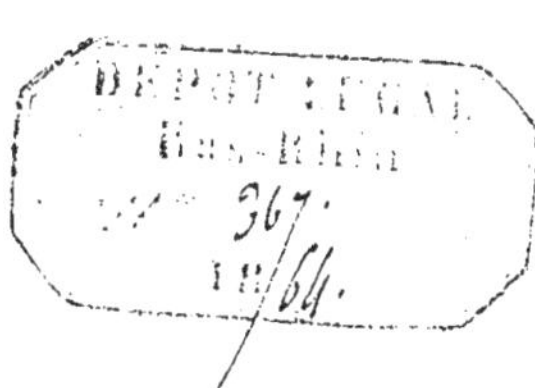

PARIS

J. B. BAILLIÈRE ET FILS

LIBRAIRES DE L'ACADÉMIE IMPÉRIALE DE MÉDECINE

rue Hautefeuille, 19.

Londres	**Madrid**	**New-York**
HIPPOLYTE BAILLIÈRE.	C. BAILLY-BAILLIÈRE.	BAILLIÈRE-BROTHERS.

LEIPZIG, E. JUNG-TREUTTEL, QUERSTRASSE, 10.

1864.

STRASBOURG, TYPOGRAPHIE DE G. SILBERMANN.

A M. LE Dr J. EHRMANN

Témoignage de sincère amitié.

H. KESTNER.

TABLE DES MATIÈRES.

ÉTUDE

SUR LE

TRICHINA SPIRALIS.

Introduction.

La presse médicale allemande s'occupe plus particulièrement, depuis ces derniers mois, d'un sujet qui offre un grand
intérêt pathologique et hygiénique : nous voulons parler de la
présence du *trichina spiralis* dans les muscles de l'homme
et des maladies qu'elle y occasionne. Ce petit parasite, d'une
dimension presque microscopique, a eu le récent privilége
de provoquer dans certaines contrées de l'Allemagne une
réelle panique. On peut dire, sans exagération, que depuis
la première apparition du choléra, les masses n'ont plus été
en proie à une émotion comparable à celle qui les a saisies
en face de cet entozoaire. C'est qu'aussi ce ver, la fatale expérience ne l'a que trop souvent confirmé, s'introduit chez
l'homme de la manière la plus insidieuse, par les aliments,
et par un aliment des plus répandus, la viande de porc.

Une fois qu'il a pris pied dans notre organisme, il y produit de désastreux ravages. Le regard inexpérimenté du boucher, du cuisinier, de la ménagère, ne saurait que rarement,
de l'apparence de la viande inférer à la présence du parasite, car il n'est, dans la plupart des cas, point appréciable
à l'œil nu. Aussi est-ce dans cette catégorie de personnes
que, par suite du contact plus direct avec la viande et de
l'habitude plus fréquente de la manger crue, se sont partout rencontrées les premières victimes. Il n'est donc pas
étonnant que les populations ignorantes et troublées soient
venues demander à grands cris aux hommes compétents de
les éclairer sur la manière de reconnaître la présence du
ver, afin de pouvoir se prémunir contre son infection, et,
celle-ci constatée, se débarrasser de cet ennemi redoutable.

De là aussi le cachet plus particulièrement populaire qu'ont dû revêtir la plupart des traités publiés à ce moment sur la matière, et en grande partie répandus dans le public sous l'impulsion des gouvernements et des autorités municipales[1].

L'histologie, la zoologie, la physiologie se sont, de leur côté, emparées de la question. Des monographies importantes, dues à la plume de MM. Virchow[2], Leuckart[3], Zenker[4], Herbst[5] et Luschka[6], rendent compte des expériences physiologiques auxquelles ces savants se sont livrés pour

---

[1] Nous citons, parmi ces brochures, celles dont nous avons pu nous-même vérifier la valeur : *Die Trichinenkrankheit in Bezug auf das œffentliche Gesundheitswohl. Ein Gutachten des königl. Medicinal-Collegs der Provinz Sachsen in Magdeburg*, 1864. — Dr Siebert, *Ueber Trichinenkrankheit und ihre Vermeidung.* Jena 1863. — Dr Reyher, *Die Trichinenkrankheit zur Beruhigung und Belehrung.* Leipzig 1862. — Dr Schilling, *Sicherer Schutz gegen Trichinen- und Finnenansteckung.* Weimar 1863. — Dr J. Vogel, Professor der Arzneikunde in Halle, *Die Trichinenkrankheit und ihre Verhütung.* Leipzig 1864. — *Trichinen-Spiegel.* Ebend. — Dr Klencke, *Die Trichinen im Fleische des Schlachtviehs und die Trichinenkrankheit des Menschen nach dem Genusse von Fleischspeisen.* Leipzig 1864. — Dr W. Krause, Professor der pathologischen Anatomie zu Göttingen, *Die Trichinenkrankheit und ihre Verhütung.* Göttingen 1864.

[2] Virchow, *Deutsche Klinik*, 1859, p. 430. — *Comptes rendus de l'Académie des sciences*, t. XLIX, p. 660. — Virchow, *Archiv für path. Anat. und Phys.*, XVIII, p. 342. — *Ibid.*, p. 535. — *Comptes rendus de l'Académie des sciences*, t. LI, p. 13. — *Gazette médicale de Paris*, 1860, n° 28, p. 440. — Virchow, *Archiv*, XVIII, p. 330, 561. — Id., *Darstellung der Lehre von den Trichinen.* Berlin 1864.

[3] Leuckart, *Untersuchungen über Trichina spiralis.* Leipzig und Heidelberg 1860. — Id., *Die menschlichen Parasiten und die von ihnen herrührenden Krankheiten.* Leipzig und Heidelberg 1863.

[4] Zenker, *Ueber die Trichinenkrankheit des Menschen; Virchow's Archiv*, XVIII, 561. Zenker fit part de ses recherches à l'Académie des sciences de Paris, dans sa séance du 16 février 1863, dans un mémoire : *Sur l'affection trichinaire chez l'homme.* L'auteur prépare dans ce moment un travail très-complet sur le même sujet.

[5] Herbst, *Ueber die Natur und die Verbreitungsweise der Trichina spiralis. Nachrichten von der G. A. Universität und der königl. Gesellschaft der Wissenchaften zu Göttingen*, 1852. N° 12, S. 183.

[6] Luschka, *Zur Naturgeschichte der Trichina spiralis. Zeitschrift fur wissenschaftliche Zoologie*, 1851. B. III, S. 69.

éclairer et rectifier certains points spéciaux de l'histoire naturelle de la trichine.

La pathologie, d'autre part, s'est trouvée enrichie d'un chapitre tout nouveau par les observations de MM. Wunderlich[1], de Leipzig; Bœhler et Kœnigsdœrffer[2], de Plauen ; Simon[3], de Calbe; Behrens[4], de Quedlinbourg; Rupprecht[5], de Hettstædt; Tüngel[6], de Hambourg ; Sendler et Knoch[7], de Magdebourg; Friedreich[8], de Heidelberg etc., qui tous ont été appelés à soigner un nombre plus ou moins considérable d'individus atteints de l'affection trichinaire.

La plupart de ces publications, celles surtout qui ont trait à la partie pathologique, sont postérieures au travail qui entreprenait, dès 1862, de résumer dans les *Archives générales* (numéro de décembre), par l'organe autorisé de M. Lasègue, l'ensemble des principales recherches opérées, jusque vers 1860, sur ce point de science. En en élargissant considérablement le cadre, elles ont fait entrer la question dans une phase d'ailleurs nouvelle.

Notre étude comprendra les chapitres suivants : 1° historique; 2° physiologie, histologie ; 3° observations cliniques; 4° étiologie ; 5° symptomatologie, diagnostic; 6° pronostic; 7° thérapeutique; 8° prophylaxie.

1° *Historique.*

Il nous paraît indispensable, pour l'intelligence de notre historique, de le faire précéder de quelques mots sur l'his-

---

[1] Wunderlich, *Archiv der Heilkunde*, II, 3, p. 269. 1861.

[2] Bœhler und Königsdörffer, *Das Erkennen der Trichinenkrankheit und der mikroscopische Nachweis lebender Trichinen beim Kranken.* Plauen 1862; 2ᵗᵉ verm. Aufl. — Bœhler, *Die Trichinenkrankheit und die Behandlung derselben in Plauen*, 1863.

[3] Simon, *Preussische Medicinalzeitung*, 1862. Nᵒ 38 und 39.

[4] Behrens, *Deutsche Klinik*, 1863. Nᵒ 30.

[5] Rupprecht; Virchow, *Darstellung der Lehre von den Trichinen*, S. 29, 32, 33. — Rupprecht, *Die Trichinenkrankheit im Spiegel der Hettstædter Endemie betrachtet.* 1864.

[6] Tüngel, *Archiv von Virchow*, 1863, XXVII, S. 421.

[7] Sendler und Knoch, *Deutsche Klinik*, 1862, S. 27. — *Zeitschrift für wissenschaftliche Zoologie*, XII, 2, S. 255. 1862.

[8] Friedreich, *Archiv von Virchow*, XXV, S. 399. 1862.

loire naturelle des trichines, sans préjudice pour les déve-
loppements que nous consacrerons ultérieurement à cet important paragraphe.

La trichine est un ver parasitique appartenant, comme
l'oxyure, comme l'ascaride, à la classe des *vers nématoïdes*
ou *filiformes*. Cet helminthe se rencontre vivant dans les
muscles de l'homme et de certains animaux. Il s'y trouve à
deux états parfaitement distincts : à l'état libre et à l'état
enkysté ; libre, le ver n'est point perceptible à l'œil nu ;
quand il se trouve enkysté, il est toujours enroulé sur lui-
même en forme de spirale. Le kyste a de la tendance à se
crétifier avec le temps. C'est seulement dans cet état de crétification qu'il peut être aperçu à l'œil nu dans les chairs
musculaires. Le ver n'est dangereux qu'en tant qu'il est
libre ; enkysté, il devient inoffensif.

Les premières études sur la trichine appartiennent exclusivement à l'Angleterre. A part la mention très-succincte de
M. Cruveilhier[1], l'anatomie pathologique ne s'est guère oc-
cupée, en France, de ce parasite. M. Cruveilhier raconte
en avoir vu sur un cadavre un nombre très-considérable
dans les muscles des membres supérieurs et principalement
dans ceux du bras[2].

L'anatomiste anglais Hilton[3], en faisant l'autopsie d'un
vieillard mort à Guy's hospital en 1832, découvrit une
grande quantité de petits corpuscules blancs, qu'il reconnut être des kystes ovalaires, d'environ 1/25 de pouce de
longueur, disséminés entre les fibres des muscles pectoraux.
Il les prit pour de petits cysticerques, sans toutefois avoir pu
préciser leur organisation.

Quelques années plus tard, en 1835, Richard Owen[4] pu-

---

[1] Cruveilhier, *Anat. path.*, t. II, p. 64 ; Lasègue, *De l'état actuel
de la science sur les trichines chez l'homme* (Archives *générales de
médecine*, décembre 1862, p. 716).

[2] M. le professeur Kœberlé en a présenté un cas à une des séances
de la Société de médecine de Strasbourg, en 1862 (*Gaz. méd. de
Strasb.*, 1862, p. 39).

[3] Hilton, *Notes of a peculiar appearence observed in human
muscles* (*Lond. Med. Gaz.*, t. XI, p. 605, 1833).

[4] R. Owen, *Description of a microscopic entozoon* (*London Med.
Gaz.*, t. XVI, p. 125, 1835).

blia le premier travail où se trouvent décrits le kyste, et un petit ver qu'il venait de découvrir dans son intérieur. Ce ver, filiforme, se présentait enroulé en forme de spirale au centre du kyste : Owen lui donna, en raison de cette particularité, le nom de *trichina spiralis* (de τρίχες cheveux). L'illustre naturaliste ne donne que des renseignements imparfaits sur l'organisation du parasite, qui, d'après lui, n'avait ni anus ni canal intestinal distincts, ni organes de la génération. Il occupait donc le rang le plus inférieur dans l'échelle des êtres. Les découvertes récentes ont, au contraire, appris à considérer la trichine comme un des entozoaires les mieux organisés.

L'hôpital Saint-Barthélemy, de Londres, fournit bientôt après, au docteur A. Farre[1], un nouveau sujet, chez lequel l'autopsie constata un grand nombre de kystes trichineux. Farre et les autres anatomistes qui ont donné la première description du ver, furent frappés de le rencontrer exclusivement dans les muscles striés, à l'exception pourtant du cœur, tandis que les muscles lisses ne le contenaient jamais.

Dans la même année (1835), le docteur Henri Wood[2] produisit une observation fort curieuse, sur laquelle nous aurons l'occasion de revenir dans le chapitre destiné aux observations pathologiques.

Farre, dans le mémoire qu'il publia à l'occasion de son observation, décrit non-seulement le tube intestinal, divisé en trois parties, mais encore un organe qu'il reconnut être l'ovaire. Par suite de cette découverte, la trichine prit son rang parmi les vers nématoïdes, desquels elle paraissait se rapprocher déjà par son extérieur et par ses mœurs.

Bischoff[3] vint confirmer les recherches de Farre, en s'écartant toutefois de cet auteur, relativement à la nature du kyste. On s'était fait des idées étranges sur sa formation ; en le prenant pour une espèce d'œuf, on avait identifié plus

---

[1] A. Farre, *Obs. on the trichina spiralis* (*Lond. Med. Gaz.*, 1835).

[2] H. Wood, *Observations on trichina spiralis* (*Lond. Med. Gaz.*, may 1835, p. 190).

[3] Bischoff, *Heidelb. medic. Annalen*, VI, S. 232 und 485. — Bischoff und Valentin, *Repertorium für Anat. u. Physiol.*, Band VI, p. 194, 1841.

ou moins le ver et la capsule. D'après cette hypothèse, l'œuf devait avoir existé avant le ver. Mais quelle explication plausible pouvait-on donner alors de l'évolution de cet œuf? Et pourquoi le ver restait-il toujours enfermé dans sa coque?

Comme cette manière de voir manquait de toute vraisemblance, on s'habitua bientôt à considérer la capsule comme un produit, soit du ver, soit de l'individu même chez lequel on le rencontrait : Farre prit le kyste pour une enveloppe accessoire appartenant à l'être qui le logeait; Bischoff, lui, réclama la part du ver. Ce naturaliste décrivit une enveloppe extérieure et une enveloppe intérieure, dont la première devait appartenir à l'homme, tandis que la seconde était censée former une espèce de cocon. Luschka[1] compara la couche extérieure, qui, d'après lui, serait le résultat d'une exsudation plastique ultérieure, à l'enveloppe embryonnaire de l'œuf. Cette couche extérieure acquiert, par les sels calcaires qui peuvent s'y déposer à la longue, une consistance dure et solide.

Nos connaissances sur le développement du ver ne furent pas plus avancées par cette théorie que par les précédentes, et l'on resta dans une ignorance complète sur l'origine du parasite, que personne n'avait jamais vu à l'état libre. Bischoff[2] crut devoir admettre la possibilité d'une génération spontanée. Cette théorie comptait à cette époque des partisans très-chauds parmi les savants, et rien ne paraissait lui offrir une base plus solide que la découverte des capsules trichineuses dans la profondeur des chairs humaines. Comment, en effet, expliquer différemment la présence, dans notre organisme, d'un petit ver dont on n'avait jamais vu ni les embryons, ni les œufs, ni même les organes génitaux? La théorie de la génération spontanée n'a été que trop généralement mise en avant, alors que reculait la science exacte. Du moment où l'on vint à l'invoquer pour expliquer la formation des capsules, la question perdit beaucoup de son intérêt; elle resta, pour ainsi dire, stationnaire. Les médecins cessèrent les premiers de s'en occuper et s'habituèrent à voir dans la trichine enkystée un animal inoffen-

---

[1] Luschka, *loc. cit.*

[2] Bischoff, *loc. cit.*

sif, qui n'avait aucune importance pathologique : de tous les individus sur lesquels on avait rencontré ces capsules, aucun, en effet, n'en était mort ; ils avaient tous succombé à des maladies complétement étrangères à cette affection. Cette absence d'un intérêt pathologique explique, sans doute, pourquoi dans plusieurs pays, et notamment en France, le monde médical s'est pendant longtemps si peu préoccupé de cette question.

Les choses en restèrent là jusqu'à la découverte faite par Küchenmeister[1], van Beneden[2] et Siebold[3] sur la métamorphose du cysticerque. Cette mémorable découverte sapa par sa base la théorie de la génération spontanée.

Le cysticerque que l'on rencontre, comme la trichine, dans les chairs de l'homme et du porc, avait passé aussi jusque-là pour un produit de la génération spontanée : lui aussi est renfermé dans une espèce de kyste, cinq ou six fois plus grand que la capsule de la trichine ; comme celle-ci, le cysticerque n'a ni œufs ni organes de génération et il se présente en nombre plus ou moins considérable dans certaines parties des muscles. Les helminthographes anciens, comme Gœze[4] et Rudolphi[5], avaient déjà constaté la ressemblance frappante qui existe entre le cysticerque et la tête du tænia, et les avaient, en vertu de cette ressemblance, classés l'un à côté de l'autre, sans toutefois se douter de leur intime connexité. Cette découverte est plus récente. Tout le monde sait maintenant que le cys-

---

[1] Küchenmeister, *Die in und an dem Körper des lebenden Menschen vorkommenden Parasiten.* Leipzig 1855.

[2] Van Beneden, *Les vers cestoïdes ou acotyles.* Bruxelles 1850. — Id., *Mémoire sur le développement des vers intestinaux,* couronné par l'Académie des sciences en 1853 (*Comptes rendus,* t. XXXVIII, p. 166).

[3] Siebold, *Ueber den Generationswechsel der Cestoden* (*Zeitschrift für wissenschaftliche Zoologie,* 1850, B. II, S. 198). — *Ueber die Verwandlung des Cysticercus pisiformis in Tænia serrata, sowie der Echinococcus-Brut in Tænien.* Ebend. 1853. B. IV, S. 400.

[4] Gœze, *Versuch einer Naturgeschichte der Eingeweidewürmer thierischer Körper.* Blankenburg 1782.

[5] Rudolphi, *Entozoorum Hist. nat.* Amst. 1808-1810. — *Entoz. synopsis.* Berol. 1819

ticerque n'est qu'une espèce de larve du tænia, et que celui-ci représente, comme le papillon, la dernière échelle d'une métamorphose progressive. Le cysticerque est le plus souvent avalé par l'homme avec la viande de porc ; sa tête est armée d'une double rangée de crochets, moyennant lesquels il s'attache très-solidement aux parois de l'intestin grêle : c'est le milieu qu'il lui faut pour accomplir sa métamorphose ultérieure, à l'instar des chenilles de certains papillons nocturnes, qui entrent dans la terre pour s'y transformer en chrysalide, et en sortir comme sphinx. Le cysticerque, sans contenir ni organes de génération ni œufs, possède la faculté bizarre de produire à son extrémité libre les articles (*proglottis*, van Beneden) de la grande chaîne dont se compose le ver solitaire. Chaque proglottis, réunissant en lui les deux sexes, produit non-seulement des œufs mais aussi de jeunes embryons. Ceux-ci mûrissent à mesure que le proglottis, en s'éloignant de la tête-mère (*scolex*, van Beneden), grandit et se développe. Après avoir atteint sa maturité, ce proglottis se détache et est évacué par les selles. C'est alors seulement que l'embryon quitte son enveloppe pour jouir d'une existence indépendante. Si dans cet état un porc l'avale avec sa nourriture, l'embryon, au moyen de ses crochets, se fraie un chemin à travers les parois intestinales, en vertu d'un instinct particulier, qui l'engage à chercher dans les muscles le milieu propre à accomplir sa métamorphose en cysticerque.

Les helminthographes auxquels nous devons cette découverte, conclurent d'abord par analogie, que la trichine pourrait bien subir une métamorphose semblable.

Dès l'année 1844, Dujardin[1] et Siebold[2] s'étaient faits les interprètes de cette théorie. Ils admirent que la trichine, telle qu'on la rencontre dans les muscles de l'homme, représente la larve d'un autre ver nématoïde enkysté. Cette larve, d'après eux, devait attendre, pour accomplir sa métamorphose, qu'elle fût transférée sur un animal destiné à lui fournir le milieu favorable. Quel était cet autre ver né-

---

[1] Dujardin, *Histoire naturelle des helminthes*. Paris 1845.

[2] Siebold, *Parasiten*, *in Wagner's Handwörterbuch der Physiologie*. B. II, S. 641 ; und *Wiegmann's Archiv*, II, 294.

matoïde et quel était l'animal auquel la nature avait réservé
ce rôle? Küchenmeister[1] voulut reconnaître dans la trichine
la larve du *trichocephalus dispar*. Leuckart[2], s'appuyant sur
les résultats de ses expériences physiologiques, adopta
pendant un moment la même manière de voir, pour l'aban-
donner plus tard. G. Meissner[3] vit dans la trichine la larve
d'un *trichosoma*. M. Davaine[4] admet également, pour sa
part, comme le plus probable, que la trichine est la larve
d'un trichosomien qui acquiert un développement complet
chez d'autres animaux et qui chez l'homme s'est égaré et ne
peut devenir adulte. Les anatomistes anglais Bristowe et
Rainey[5], qui avaient eu l'occasion d'étudier la trichine sur un
sujet mort, en 1854, à l'hôpital Saint-Thomas de Londres,
avaient admis, comme les Allemands, la probabilité d'une
migration et d'une transformation (*Generationswechsel*).

Les observations, en se multipliant dans ces dernières
années en Allemagne, indiquaient que c'était bien de là que
devait surgir la solution du problème.

Dès 1855, Henle[6] avait publié un cas qu'il avait eu l'occasion d'observer, mais ce n'était qu'un travail purement des-
criptif. Tous les muscles striés, à l'exception du cœur, notamment ceux du larynx et de la langue, avaient été envahis
par le parasite. Henle en découvrit aussi bien dans les muscles de l'oreille externe que dans ceux de l'oreille interne,
dans le diaphragme, dans les muscles du périnée et dans
ceux de l'œil.

Kœlliker[7] fit part, en 1861, à la Société physico-médi-

---

[1] Küchenmeister, *loc. cit.*, p. 250.

[2] Leuckart, Communication de Van Beneden à l'Académie des
sciences de Paris, 26 septembre 1859 (*Comptes rendus*, II, p. 453).

[3] *Schmidt's Jahrbücher*, 1863. N° 1, S. 46.

[4] Davaine, *Traité des entozoaires*. Paris 1860, p. 672. — Lasègue,
Arch. gén., *loc. cit.*

[5] Bristowe et Rainey, *On the trichina spiralis. Transactions of
the pathological society of London*, 1854.

[6] Henle, *Ueber Trichina spiralis (Zeitschrift für rationelle Medizin*, 1855).

[7] Kœlliker, *Würzburger mediz. Zeitschrift*, II. *Zweiter Sitzungs-
bericht*, S. XII, 1861.

cale de Würzbourg (séance du 9 février) d'une autre observation faite à l'amphithéâtre d'anatomie. Les trichines dont il s'agit, trouvées chez une femme, avaient subi la transformation calcaire; elles n'occupaient pas exclusivement les muscles; il s'en trouva également dans le tissu cellulaire. Le cœur n'en contenait pas. Le sujet avait vécu dans la misère, avait fait un usage fréquent de boissons alcooliques et s'était beaucoup nourri de saucisses; cette femme était morte d'une bronchite purulente généralisée.

Les faits de ce genre pourraient être aisément multipliés, mais, comme ils sont purement anatomo-pathologiques et qu'ils n'ont guère avancé l'état de nos connaissances sur la vie intérieure et le développement de la trichine, nous n'y insisterons point. Qu'il nous suffise d'établir que Zenker[1] a rencontré, en 1855, quatre cas dans l'espace de huit mois, et que Virchow en a recueilli six en 1859[2] et quatre autres au mois de novembre 1863,[3] dans les autopsies faites à l'hôpital de la Charité de Berlin.

Il était réservé aux expériences physiologiques sur les animaux de jeter la lumière dans la question. Le mérite d'être entré dans la voie de l'observation exacte revient à MM. Herbst, Leuckart et Virchow. William Turner avait, de son côté, dirigé ses recherches dans le même sens, mais sans arriver à des résultats aussi concluants.

Herbst[4], de Gœttingen, avait entrepris, en 1852, des expériences sur trois chiens qu'il nourrit avec la viande trichineuse de blaireau. Il trouva au bout de trois mois et demi que les muscles striés des chiens étaient remplis de trichines. Les mêmes expériences répétées sur des belettes, des pigeons, des choucas, avec des taupes trichineuses donnèrent le même résultat; il trouva dans les muscles de ces animaux les trichines libres et enkystées. D'où venaient ces trichines? Étaient-ce les mêmes que celles que l'animal avait

---

[1] Zenker, *loc. cit.*

[2] Virchow, *Archiv.* B. XVIII, S. 330.

[3] Virchow, *Darstellung* etc. S. 26.

[4] Herbst, *Ueber die Natur und die Verbreitungsweise der Trichina spiralis* (*Göttinger Nachrichten*, 1852. N° 12, S. 183).

avalées? Ou bien les trichines, introduites dans son tube digestif, avaient-elles produit des œufs, des jeunes, ou enfin, s'étaient-elles, à l'instar du tænia, transformées en un autre parasite? Cette dernière hypothèse, tant de fois déjà mise en avant, paraissait en effet trouver une nouvelle confirmation dans ce fait, que les intestins et le sang d'un des oiseaux trichinisés avaient été trouvés remplis d'un autre ver nématoïde, le *Filaria attenuata*, qui ressemble à la trichine.

William Turner [1] essaya de trichiniser deux chats. Le premier mourut trente-six heures après l'expérience, sans donner de résultat; l'autre fut tué le dix-septième jour. Turner trouva bien les trichines enkystées en grand nombre dans les muscles superficiels, mais il lui fut impossible de démontrer leur pénétration dans les muscles profonds. Ce résultat l'a laissé dans l'incertitude sur la manière dont se produit la migration exacte du parasite, et il s'est demandé s'il faut admettre, comme Zenker, un transport passif des embryons par le torrent circulatoire, ou si l'animal va lui-même chercher sa nouvelle demeure dans les muscles, comme Virchow et Leuckart l'ont prouvé plus récemment d'une façon péremptoire [2].

L'illustre professeur de Berlin [3] fit ses premières recherches sur des chiens. Un de ces animaux, qui avait avalé des trichines enkystées, fut tué le quatrième jour. Son intestin contenait les mêmes trichines, mais dégagées de leurs enveloppes. Les kystes avaient été dissoutes par l'action du suc gastrique. Les vers avaient grandi considérablement et ils présentaient des *organes sexuels* très-distincts. Virchow put distinguer les

---

[1] William Turner, *Observ. on the trichina spiralis* (*Edinb. Med. Journ.*, VI, p. 209, septembre 1860.

[2] Le travail de Turner renferme 19 observations de trichines humaines appartenant pour la plupart à l'Angleterre. Nous y trouvons les cas déjà cités de Henle, Rainey et Bristowe, Wood, Farre, 3 cas d'Owen, 2 de Curling, 1 de Gairdner, 1 de Millar, 1 de Luschka, 1 de Zenker et enfin 6 qui lui sont propres. Les sujets, sauf une femme décédée à l'âge de trente-sept ans, étaient tous des personnes entre quarante-neuf et quatre-vingts ans, mortes de diverses maladies, dont aucune n'avait fait soupçonner la présence des trichines.

[3] Virchow, *Darstellung* etc. S. 11.

mâles des femelles aux cellules spermatiques et aux œufs que contenaient leurs corps. A la même époque (1860) Zenker[1], de Dresde, observa pour la première fois la trichine *libre* dans les muscles d'une jeune fille qui était devenue la première victime d'une maladie alors toute nouvelle, produites par la présence de ces parasites dans les muscles de l'homme. Nous aurons l'occasion de revenir sur ce cas. Zenker envoya à Virchow une certaine quantité de ces chairs trichineuses, qui lui servirent à faire, sur des lapins, une nouvelle série d'expériences dont voici le résultat : l'un des lapins mourut un mois après avoir été trichinisé ; on trouva ses muscles remplis de trichines ; un second lapin avala des muscles du premier, et mourut un mois après ; trois autres partagèrent le même sort, après avoir été nourris du second. Deux vécurent trois semaines, le dernier quatre semaines : celui-ci servit aux expériences faites sur un sixième, lequel mourut six semaines après avoir mangé une petite quantité de chair musculaire. Les muscles de tous ces animaux regorgeaient de trichines. Il était facile de démontrer leur présence dans le plus petit élément du tissu de ces muscles.

Leuckart[2], de Giessen, est celui des physiologistes modernes qui, par ses belles expériences, a le plus contribué à nous éclairer sur la véritable métamorphose des trichines. Nous résumerons ses découvertes dans le chapitre suivant.

2° *Physiologie ; histologie.*

La trichine, telle qu'on la rencontre dans les muscles (*Muskeltrichine*, Leuckart), est un petit ver cylindrique, filiforme, ressemblant assez exactement à un ver de terre ou à une sangsue, de 1 millimètre environ de longueur, de $0^{mm},03$ à $0^{mm},05$ d'épaisseur. Elle offre une enveloppe tégumentaire assez épaisse, transparente, homogène, pourvue de nombreuses rides transversales. Alors qu'elle n'est pas enkystée, elle prend, sur le champ du microscope, toutes les formes que permet son extrême flexibilité (pl. l, fig. 2).

---

[1] Zenker, *loc. cit.*
[2] Leuckart, *Untersuchungen* etc., *loc. cit.*

L'extrémité qui correspond à la bouche est plus effilée que l'autre ; de l'orifice buccal part un canal central mince, membraneux, qui représente l'œsophage, et l'estomac qui n'en est pas bien distinct. Plus loin, ce canal central s'enveloppe d'une couche cellulaire épaisse, qui a la forme d'un chapelet remplissant tout le calibre de la région du corps correspondante, et soustrayant plus ou moins complétement le canal à la vue : c'est l'intestin grêle. Le tiers postérieur du canal intestinal, derechef plus grêle, correspond au rectum et s'ouvre au dehors au niveau de l'anus facilement reconnaissable à l'extrémité postérieure, arrondie, du nématoïde, où il se présente sous l'aspect d'une petite fente.

L'on remarque très-souvent, à l'endroit où commence la région rectale, un amas de granulations foncées (corpuscules de Farre), contenues dans une sorte de tube (canal génital rudimentaire) qui, avec l'intestin, occupe la majeure partie du tiers postérieur.

Peu après avoir élu domicile dans les muscles, les trichines s'enkystent.

Voici quel est, d'après MM. Virchow et Leuckart, le mécanisme de cette capsulation :

En s'introduisant dans les fibres primitives, l'animal y produit une sorte d'irritation traumatique. Ces fibres s'atrophient, en même temps que les stries disparaissent et que le contenu devient granuleux. A l'endroit où le ver s'établit, le sarcolemme s'épaissit par suite de son contact avec le parasite ; les corpuscules musculaires interstitiels grandissent ; leurs noyaux primitifs se multiplient. Une substance solide finit par envelopper peu à peu le ver.

Une fois produit, le kyste présente deux parois : l'une, externe, formée par le sarcolemme, qui se prolonge le plus souvent en une fibre que l'on peut suivre au milieu des éléments musculaires normaux ; l'autre, interne, en forme de coque terminée à ses deux pôles en une sorte de pointe arrondie, et garnie de cellules de $0^{mm},01$ à $0^{mm},02$ avec noyau et nucléole. La forme de ce kyste est assez exactement celle de l'œil humain, ou mieux encore, d'un petit citron ; d'autres fois pourtant elle est plutôt ovoïde. L'intérieur est transparent et présente une cavité, relativement assez spacieuse, dans laquelle le ver, disposé en deux ou trois tours de spirale au centre du kyste, est susceptible de se mouvoir : ces mouvements consistent dans un déroulement qui n'est d'ailleurs jamais complet (pl. II, fig. 2).

Le plus grand nombre des kystes ne contient qu'une trichine ; d'autres en renferment deux, ou même, plus rarement, trois (pl. II, fig. 1).

Ces transformations ne changent rien à l'aspect ordinaire des muscles ; car c'est seulement à une époque plus éloignée, au bout d'un assez grand nombre de mois, alors que des sels calcaires se sont déposés dans les kystes, qu'ils deviennent visibles. Ils se présentent alors comme de petits corps blancs de la grosseur d'un grain de sable ou d'une petite tête d'épingle (pl. II, fig. 3). Sur des individus gras, la capsule devient plus rapidement visible par suite d'une infiltration de cellules graisseuses à ses extrémités polaires. C'est communément dans l'intérieur même du kyste que la crétification commence ; l'enveloppe extérieure y prend part ensuite. C'est ainsi que le ver se soustrait insensiblement à la vue.

Il peut arriver, quand le nombre des kystes disséminés dans les muscles d'un animal n'est pas considérable, qu'on les confonde, soit avec de petites agglomérations de cellules graisseuses, soit avec des nerfs coupés, soit enfin avec certaines formations utriculaires d'une nature peu connue, qui se rencontrent quelquefois dans les muscles du porc, du chevreuil, du bœuf ou du rat, et surtout dans le cœur du mouton (corpuscules de Rainey, psorospermies). Il suffit, pour éviter toute erreur, de toucher le kyste avec de l'acide chlorhydrique dilué, qui, comme on le sait, dissout les sels calcaires : le kyste devient de suite transparent.

L'examen microscopique permet ensuite d'y retrouver le ver. C'est d'ailleurs de tous les moyens d'investigation le seul rigoureux. Il devient tout à fait indispensable toutes les fois qu'il s'agit de constater la présence de trichines libres.

Il y a, dans la recherche des trichines enkystées, une certaine règle à observer. Dans les cas où l'infection a été considérable, on en trouve généralement partout : dans les grands muscles comme dans les petits, dans ceux du tronc aussi bien que dans ceux de la tête, du larynx ou des extrémités. Si, au contraire, l'immigration n'a pas été nombreuse, il faut, pour trouver des kystes, aller à leur recherche dans certaines parties plus spéciales des muscles, c'est-à-dire à leurs attaches aux os et particulièrement au voisinage des tendons. L'explication de ce fait est assez simple : la trichine suit, dans sa pérégrination, les fibrilles musculaires primitives, jusqu'à ce que le tissu plus consistant des tendons oppose un obstacle infranchissable à sa marche. Elle s'y arrête alors et s'enkyste.

La trichine reste très-longtemps vivante dans son kyste chez le même individu. Il serait difficile de déterminer ce temps d'une manière rigoureuse; il est même probable qu'après un certain nombre d'années elle cesse de vivre; toujours est-il que nous avons vérifié dans un cas la vie parfaite de l'animal vingt et un mois après l'infection.

La trichine enkystée peut, d'autre part, survivre de plusieurs jours à son hôte. Sur un échantillon de chair trichineuse que nous avons dû à l'obligeance de M. le docteur Bœhler, de Plauen, nous avons pu constater, quinze jours après la mort du sujet, les mouvements du ver; ces mouvements, il est vrai, ne s'observaient d'une manière saillante que lorsqu'on avait soin de chauffer les petits verres qui recouvraient la pièce histologique, et surtout après avoir produit, au moyen d'une légère pression, la rupture de la coque. Ce détail opératoire, dont nous avons à maintes reprises éprouvé l'excellence, nous a été indiqué (communication inédite) par M. le docteur Bœhler.

Les échantillons que nous a adressés M. Bœhler provenaient de deux sources : le premier, d'un malade qui avait succombé, en octobre 1863, dans l'épidémie de Hettstædt; il avait été conservé depuis cette époque dans une solution de chlorure sodique avec addition d'une petite quantité de sublimé corrosif : les trichines y étaient en majorité libres, et toutes étaient, d'assez longue date sans doute déjà, privées de vie; l'autre spécimen, celui qui offrait des trichines vivantes, appartenait à une fille qui, atteinte de la maladie en 1862, avait séjourné pendant neuf semaines à l'hôpital de Plauen et en était sortie en juillet ; elle succomba le 1er février 1864 à un épanchement pleurétique ; les kystes, bien que datant de vingt à vingt et un mois, n'offraient encore que quelques rares traces de crétification : aussi cette chair présentait-elle à l'œil nu l'apparence de muscles normaux. Avec un simple grossissement de 30 diamètres nous comptâmes aisément dix-huit kystes dans un morceau de la grosseur d'une petite tête d'épingle (pl. II, fig. I).

Ces deux échantillons de chair trichineuse ont été communiqués par nous à la Société médicale du Haut-Rhin dans sa séance du 14 février 1864 ; nous en avons également remis une partie à notre honorable confrère M. le docteur Marquez, qui a dû les produire quelques jours plus tard à la Société d'histoire naturelle de Colmar.

Nous nous en sommes, d'autre part, servi pour en nourrir des lapins, afin de pouvoir reproduire et étudier par nous-même le ver à l'état adulte. La trichine des muscles n'est en effet qu'une larve ; pour qu'elle devienne animal parfait (*Darmtrichine*, Leuckart) susceptible de se reproduire, il faut qu'elle soit avalée par l'homme ou un autre carnivore. De l'estomac, où l'immersion dans le suc gastrique les dégage de leurs muscles, puis de leurs kystes qui se dissolvent, les trichines passent dans l'intestin grêle, où elles se développent rapidement et acquièrent des sexes distincts. Les organes de la génération sont les seuls, d'ailleurs, qui se transforment. La partie du corps correspondante (région rectale) se développe au point de former chez la femelle les quatre cinquièmes de la longueur de l'animal ; le reste de l'appareil digestif ne fait que subir un minime accroissement.

L'organe femelle est un long utricule parallèle à l'intestin, dans lequel un rétrécissement plus ou moins apparent distingue un ovaire contenant des ovules à divers degrés de développement, et un utérus plus long, dans lequel éclosent les embryons. Les trichines sont en effet vivipares : l'orifice vulvaire est situé au tiers supérieur de la région antérieure du ver (pl. I, fig. 4).

L'organe mâle ou testicule est également un tube, un peu renflé en massue, dont le canal excréteur, très-long, se porte en arrière dès son origine, pour aboutir à côté de l'anus, entre deux appendices coniques qui terminent l'extrémité postérieure du ver et servent sans doute dans l'acte de la copulation pl. I, fig. 3).

Les trichines mâles atteignent $1^{mm},50$ de longueur; les femelles, six à dix fois plus nombreuses environ que les mâles, arrivent à 3 et même 4 millimètres, et se présentent dès lors à l'œil sous l'aspect de petits filaments blancs d'une grande transparence.

La fécondation et la reproduction achevées, les vieilles trichines meurent et sont évacuées par les selles, où l'on peut constater leurs débris douze à quinze jours après qu'elles ont été introduites dans le tube digestif.

Les jeunes embryons sont d'une petitesse microscopique : leur longueur est de $0^{mm},12$, leur largeur au niveau de l'extrémité buccale de $0^{mm},006$; ils quittent leurs mères quatre à six jours après la fécondation et se meuvent librement dans le mucus intestinal. Aussitôt commence leur pérégrination vers les muscles de l'animal qui les a avalés. Ils perforent, en obéissant à leur instinct, les parois intestinales avec leur tête pointue, et arrivent ainsi dans la cavité péritonéale et de là dans les muscles abdominaux, d'où ils se dirigent vers les muscles périphériques. La trichine, à mesure qu'elle avance, grandit en retirant sa nourriture des fibrilles musculaires primitives. La jeune génération, si elle a été nombreuse, envahit non-seulement tous les muscles de la vie animale, mais parfois aussi à son passage les glandes lymphatiques du mésentère, le tissu connectif inter-musculaire, le péricarde, sauf le cœur qu'elle respecte.

Les muscles leur offrent un domicile permanent. C'est dans leur tissu, aux dépens duquel elles se nourrissent, qu'elles grandissent rapidement. Elles y atteignent, au bout de trois à quatre semaines, la taille qu'elles sont susceptibles d'acquérir comme larves. C'est pendant leur pérégrination à travers les muscles que les trichines produisent dans le corps de graves désordres qui nous occuperont plus tard. Si le malade ne succombe pas, le ver a le temps de s'enkyster ; il demeure dès lors inoffensif, dans un état quasi-latent, durant la vie de l'être qui le loge.

2

Le nombre des trichines envahissant un système musculaire peut être très-considérable, puisque chaque femelle produit, d'après Virchow, 200, d'après Gerlach[1], 400, et même, d'après Leuckart, 1000 embryons.

Quant à la détermination de la durée relative des successives étapes qui signalent la migration des trichines, elle résulte d'une série d'expériences faites par Leuckart.

Cet auteur se servit, comme Virchow, de chairs trichineuses que Zenker lui avait adressées, et dont il nourrit trois chiens et deux porcs.

Il donna à chaque animal une demi-livre de muscles, ou, d'après son calcul, 300,000 trichines enkystées environ.

Un chien fut tué le quatrième jour. L'intestin grêle présenta une forte injection, des ecchymoses nombreuses, une épaisse couche pseudo-membraneuse et des masses innombrables de nématoïdes de 1,5 à 3 millimètres de longueur, mais à peine visibles à cause de leur transparence parfaite. C'étaient évidemment les mêmes vers que le chien avaient avalés, mais ils avaient beaucoup grandi et ils présentaient des organes de génération bien développés.

L'ovaire des femelles contenait des cellules rondes de $0^{mm},005$ et des œufs en voie de formation; l'utérus renfermait environ 60 à 100 œufs mûrs de $0^{mm},01$, mais point d'embryons éclos.

Un second chien fut tué le septième jour. L'utérus des trichines femelles trouvées dans son intestin renfermait de jeunes embryons débarrassés de leur coque.

Sur le troisième chien, tué le douzième jour, Leuckart ne trouva plus que quelques trichines mères dans la partie inférieure de l'intestin. Le plus grand nombre avait été évacué par les selles.

Un jeune porc avait avalé l'intestin entier du second chien. Il fut pris d'une forte indigestion et de symptômes cérébraux, de paralysie des extrémités et d'enrouement. L'animal se remit, contre toute attente, au bout de trois semaines. Il fut tué cinq semaines après l'expérience. Les muscles intercostaux et autres étaient farcis d'une quantité

---

[1] Gerlach, *Landwirtschaftliche Zeitung*. Hannover 1864. N° 381.

innombrable de trichines non enkystées, dont le nombre diminuait à mesure qu'on s'éloignait du tronc. Il n'y en avait que peu encore, relativement, dans les extrémités. L'intestin que le porc avait mangé contenait, selon le calcul de Leuckart, environ 250,000 femelles sur 300,000 trichines, dont chacune avait produit 60 jeunes au moins[1], ce qui donnerait, sur une masse d'un kilogramme et demi de viande, un chiffre total de 15 millions de trichines.

Nous extrayons encore des expériences nombreuses de Leuckart la série suivante :

Cinq lapins reçurent chacun 16 grammes de viande = 150,000 trichines, et, aucun trouble ne s'étant manifesté dans la santé des animaux, la même quantité trois jours après.

L'un des lapins mourut au bout de sept jours ; à l'autopsie, exsudation pseudo-membraneuse sur la muqueuse intestinale ; trichines femelles contenant des embryons développés ; hyperémie intense du péritoine ; trichines libres dans la cavité péritonéale, dans la cavité thoracique, dans le tissu cellulaire interstitiel des muscles et dans les faisceaux primitifs des muscles. Les éléments musculaires proprement dits (les fibrilles) étaient encore intacts, sauf dans le voisinage immédiat du parasite où, au lieu d'être distinctement striées, les fibrilles commençaient à se transformer en une substance granuleuse.

Le second lapin, mort le lendemain, donna les mêmes résultats.

Le troisième lapin fut tué dix-sept jours après l'expérience, ou dix à onze jours après le commencement de l'immigration. Les n°s 4 et 5 succombèrent à la même époque.

Les trichines s'étaient répandues au loin dans les muscles et manifestaient une tendance à s'enrouler. Les muscles montraient la trace d'une altération profonde. La substance

---

[1] L'estimation de Leuckart était, on le voit, moins élevée à cette époque que celles de Virchow et Gerlach. Il est arrivé, depuis lors, à admettre un chiffre même supérieur à celui de ces auteurs (Probstmeyer, *Wochenschrift für Thierheilkunde und Viehzucht*, n° 11). Nos propres expériences nous conduisent à une estimation au moins équivalente : le lapin que nous avons infecté avec 70 centigrammes de chair trichineuse renfermait des myriades de vers.

fibrillaire s'était transformée en une masse granuleuse fine, qu'une légère pression faisait sortir du sarcolemme avec les trichines.

Sur les lapins morts en dernier lieu il y avait en plusieurs points des preuves d'un travail de capsulation commençant. L'enkystement était, d'après d'autres expériences sur deux porcs, terminé en divers endroits, sur l'un neuf semaines, sur l'autre dix-sept semaines après l'expérience.

Leuckart vit encore, à côté des kystes récents et transparents, d'autres capsules blanchâtres et opaques qui renfermaient des trichines mortes et crétifiées. Il est donc possible que dans certains cas elles arrivent, après leur mort, à subir, comme le kyste lui-même, cette transformation calcaire.

Les expériences que nous avons entreprises, de notre côté, sur des lapins trichinisés au moyen de la chair trichineuse de la malade de M. Bœhler, nous ont conduit à des résultats analogues.

Un lapin adulte et bien portant avala, le 15 février, 70 centigrammes de cette chair musculaire, quantité minime, comparativement à celles qui servaient aux expériences de MM. Leuckart et Virchow. Cette chair avait été, pour arrêter les progrès de la décomposition, conservée durant trois jours dans de la neige. Elle contenait les trichines à l'état enkysté.

Le lapin resta bien portant et continua à manger. Nous ne constatâmes sur lui, sauf une légère inquiétude, aucun symptôme d'une indisposition quelconque.

Il fut tué le 19 mars, trente-trois jours après l'ingestion. L'autopsie fut faite en présence de notre confrère M. J. Ehrmann, de MM. Zündel, médecin vétérinaire, et Emile Gros-Renaud.

Les organes viscéraux ne présentaient aucune altération. Il n'y avait pas la moindre trace d'hyperémie sur la séreuse de l'intestin. La muqueuse avait également sa couleur normale. Nous ne trouvâmes rien dans les matières contenues dans l'intestin : l'immigration n'y avait laissé aucune trace; les trichines-mères devaient d'ailleurs, d'après la règle, avoir été évacuées depuis longtemps.

Les muscles avaient partout leur aspect normal. Un petit morceau du diaphragme fut d'abord soumis à l'examen microscopique. Il fut trouvé rempli de trichines vivantes, en partie libres, en partie enkystées. Même résultat pour les muscles transverses, obliques, psoas et ceux des membres. Elles étaient très-nombreuses aussi dans les muscles droits et obliques de l'œil et dans ceux de l'oreille. Nulle part pourtant nous n'en rencontrâmes autant que dans les muscles de la langue et surtout du larynx. Les muscles crico-arythénoïdiens postérieurs et latéraux en étaient farcis. Malgré nos recherches les plus actives, nous n'en trouvâmes point dans le cœur. Quant à la substance musculaire, elle nous permit de constater les diverses phases des altérations qui accompagnent et constituent l'enkystement, depuis la simple transformation granuleuse des éléments fibrillaires jusqu'à leur destruction complète et l'épaississement du sarcolemme des faisceaux primitifs. A un grossissement de 250 diamètres, les deux parois constitutives des kystes devenaient nettement apparentes.

Un deuxième lapin avala, le même jour, 5 grammes des muscles du précédent. Les mêmes quantités lui furent successivement ingérées les 20, 22, 24, 28 mars, de sorte que l'animal eut, dans ces cinq repas, avalé 25 à 30 grammes de chair musculaire.

Les matières fécales furent soumises, dès le 26, septième jour de l'expérience, à un premier examen microscopique dont le résultat fut négatif.

Le 28, neuf jours après la première trichinisation, excision d'une petite parcelle des muscles petit oblique et transverse. On n'y trouva aucune trichine.

Le 31, nouvelle excision du même muscle, toujours sans résultat. L'absence des trichines fut également constatée derechef dans les matières fécales.

Le 3 avril, l'expérience est reprise sur le muscle génioglosse : trois trichines libres sont trouvées dans une parcelle de la grosseur d'une tête d'épingle.

Le surlendemain, le lapin, qui, tout en continuant à manger comme d'habitude, avait beaucoup maigri depuis le commencement de l'expérience, est sacrifié, dix-sept jours après la première et huit jours après la dernière trichinisation. L'autopsie eut lieu en présence de nos confrères MM. J. Ehrmann et Schœllhammer, de M. le professeur Delbos, et de MM. E. Gros-Renaud et Zündel qui avaient assisté déjà à la précédente autopsie.

Le mésentère présentait quelques traces d'injection. La cavité péritonéale sur les confins du diaphragme contenait quelques trichines éparses, très-petites, de $0^{mm},12$ à $0^{mm},15$ de longueur.

Le péricarde en était dépourvu, de même que le cœur[1].

Le diaphragme et les muscles intercostaux en contenaient des quantités assez considérables. Leur nombre augmentait à mesure qu'on explorait, en se dirigeant vers la tête, les muscles accompagnant le tube alimentaire et respiratoire. Les muscles rétropharyngiens, ceux du larynx, de la langue, les muscles droits et obliques de l'œil en contenaient autant que lors de la précédente autopsie. Les masséters en étaient littéralement criblés : nous en comptâmes trente-quatre dans une parcelle de la grosseur d'une tête d'épingle. Tous ces vers manifestaient des mouvements en proportion avec le développement qu'ils avaient atteint : on en rencontrait en effet, côte à côte, de dimensions très-différentes ; les plus petits, de $0^{mm},15$ à $0^{mm},4$, étaient droits et demeuraient presque immobiles sur le champ du microscope ; ceux de $0^{mm},5$ à $0^{mm},6$ présentaient en partie une tendance déjà prononcée à un commencement d'enroulement ; ceux qui avaient atteint $0^{mm},8$ à 1 millimètre se mouvaient avec énergie et offraient déjà en grand nombre leur disposition en spirale (pl. I, fig. 1).

Les kystes étaient fort rares, comparativement surtout à notre première autopsie.

Les muscles du dos et des lombes ne renfermaient que

---

[1] La plupart des auteurs ont fait ressortir cette immunité du cœur à la pénétration des trichines ; on a attribué, à tort ou à raison, cette particularité, curieuse *à priori*, à la disposition spéciale des fibres musculaires dans l'organe central de la circulation ; leur intrication en réseau serré, l'absence relative de tissu connectif interfibrillaire seraient autant d'obstacles à la progression des vers et à leur introduction dans le tissu lui-même des fibres.

très-peu de trichines; le psoas iliaque, les muscles abdominaux et ceux des membres en présentaient notablement moins que ceux des régions supérieures. Comme dans notre première expérience, le foie, les reins, la vessie n'en présentaient pas de trace.

On procéda ensuite à l'examen du tube digestif. Dans les parties supérieures de l'intestin grêle nous découvrîmes, disséminées dans le mucus, plusieurs trichines-mères longues de 2 à 3 millimètres, parfaitement vivantes, pleines d'œufs et d'embryons. Leur nombre était pourtant minime comparativement à celles qui avaient déjà cessé de vivre, et qui, surtout nombreuses aux approches de l'iléon, étaient plus transparentes que les autres, vides et flasques. Les mâles étaient très-clairsemés; nous avons eu une certaine peine à en trouver quelques spécimens.

Le cœcum ne contenait que des trichines mortes.

Nous cherchâmes en vain des embryons dégagés de l'enveloppe maternelle. D'autres observateurs n'ont point été plus heureux que nous : il paraîtrait que l'émigration succède immédiatement à l'éclosion des jeunes parasites.

La rapidité de la marche des embryons dans les muscles doit être d'autre part considérable, à en juger par le nombre des trichines encore petites, de $0^{mm},15$ à $0^{mm},4$, qui se trouvaient mêlées aux grandes dans le masséter, les muscles du larynx, de l'œil etc. et qui devaient évidemment provenir d'une récente trichinisation — soit de dix à douze jours environ avant l'autopsie — abstraction faite de la dernière, dont le produit se trouvait encore dans l'intestin. Elles avaient, dans cet espace de temps, dû être engendrées (il faut quatre à cinq jours pour que la trichine musculaire soit devenue apte à la reproduction), éclore, puis parcourir le péritoine, le diaphragme et le trajet qui les avait conduites au point où nous les avons trouvées.

La rareté relative des femelles pleines et celle plus marquée encore des mâles est un autre fait qui prouve que le travail de la reproduction était, pour la dernière trichinisation (huitième jour), déjà presque terminé.

3° *Observations cliniques.*

La maladie produite par la pénétration des trichines dans nos muscles a été, comme nous l'avons dit, décrite pour la première fois en 1860 par Zenker, qui lui donna le nom de *trichiniasis.*

Toutes les observations antérieures à cette date n'ont été faites qu'accidentellement sur des cadavres ; elles n'ont d'intérêt pathologique qu'en tant qu'elles prouvent que la maladie avait échappé jusqu'alors à l'observation des médecins et que l'homme peut en guérir sans l'intervention de l'art — nous dirons plus — malgré elle : l'affection trichineuse, bien que méconnue dans sa nature, n'a en effet très-certainement pas dû toujours passer inaperçue ; cela peut avoir eu lieu, nous voulons bien l'admettre, dans les cas légers ; les cas graves ont dû être diagnostiqués à faux et traités en conséquence.

Les faits communiqués dans la partie historique prouvent, d'autre part, que les trichines, même en grand nombre, ne produisent plus de mal, une fois qu'elles sont enkystées.

Relativement au cas de Wood[1], que nous avons rencontré déjà dans l'historique, il y représente, nous devons le dire, une catégorie exceptionnelle. Sa véritable place est à la tête des observations cliniques, car c'est ce cas qui, bien que le diagnostic n'en ait point été rigoureux, a jeté la première lumière sur la symptomatologie de cette étrange maladie.

Un jeune homme robuste, âgé de vingt-deux ans, fut saisi, vers le milieu de septembre 1834, de douleurs rhumatismales, qui bientôt prirent une intensité telle, qu'il fut, au bout de huit jours, contraint de garder le lit et enfin d'entrer à l'infirmerie de Bristol le 27 septembre. Les douleurs du tronc et des membres étaient devenues si intolérables, que le malade ne pouvait plus bouger et qu'on avait eu de la peine à le transporter. On diagnostiqua une fièvre rhumatismale aiguë, qui se compliqua de toux et de dyspnée. Le malade mourut le 6 octobre, dix jours après son entrée à l'hôpital. La durée totale de la maladie avait été de trois semaines environ.

---

[1] Wood, *loc. cit.*

A l'autopsie on constata l'existence d'une pneumonie au premier degré et d'une inflammation très-étendue du péricarde. L'examen du système musculaire fit voir une multitude de trichines interposées dans les fibres des muscles de la poitrine et des épaules, et moins nombreuses à mesure qu'on s'éloignait de la région thoracique. Les trichines n'étaient pas enkystées.

L'insuffisance regrettable de la symptomatologie ne permet malheureusement pas d'établir, relativement à ce fait, un diagnostic différentiel de quelque valeur. Si la marche de la maladie, ceux des symptômes énoncés, les résultats nécroscopiques fournis par le cœur paraissent en effet se rapporter à la forme la plus grave de la fièvre rhumatismale, il est, d'un autre côté, non moins certain que la forme aiguë de l'affection trichineuse est constamment accompagnée de souffrances qui ont une grande analogie avec les douleurs rhumatismales; et Wood, en se demandant — avec un point de doute — s'il pourrait y avoir une relation entre ces accidents et la présence des trichines, fournissait déjà un commencement, si incomplet qu'il fût, de solution à ce point de pathologie.

Après Wood il ne fut plus, pendant vingt-six ans et jusqu'à Zenker, question de trichines non enkystées et des symptômes pathologiques que leur présence pouvait faire naître chez l'homme.

Les cas décrits par Zenker avaient été fournis par un porc abattu dans une campagne des environs de Dresde. Le boucher, le fermier, la ménagère et d'autres domestiques, qui avaient mangé de ce porc, étaient tombés gravement malades.

Une jeune servante, âgée de vingt ans, bien portante jusque-là, était morte après une maladie de cinq semaines. Tous ses muscles ainsi que les intestins furent trouvés farcis de trichines vivantes et libres. Les jambons, les saucisses et les boudins provenant de ce porc en contenaient également une quantité énorme.

La victime de cette terrible maladie s'était sentie prise, vers Noël 1859, d'un grand abattement, avec insomnie, perte de l'appétit, constipation, chaleur et soif. Admise à l'hôpital de Dresde le 12 janvier 1860, elle présentait en outre une fièvre intense, le ventre ballonné, douloureux; bref, un ensemble d'accidents qui furent rapportés au typhus. Bientôt apparurent des douleurs violentes de tout le système musculaire, douleurs telles que la malade gémissait jour et nuit; puis une contracture du genou et des coudes, rendant toute extension impossible, tant elle était douloureuse, et plus tard de l'œdème des jambes; une pneumonie typhique enleva la malade.

Les muscles du bras, examinés les premiers à l'autopsie, furent trouvés remplis de trichines, libres dans le parenchyme musculaire et s'y mouvant de la façon la moins douteuse; tous les autres muscles offrirent la même particularité : ils étaient tellement pénétrés de trichines, qu'à un faible grossissement on en apercevait jusqu'à une vingtaine sur le champ du microscope. Les faisceaux musculaires primitifs étaient friables; leurs fibres avaient perdu leurs stries.

On ne rencontra d'ailleurs aucune lésion qui pût être attribuée au typhus.

Friedreich[1], professeur de clinique médicale à Heidelberg, publia en 1862, dans les *Archives de Virchow*, une observation qui eut un grand retentissement. Nous en donnons un extrait d'après ce journal.

Un garçon boucher, âgé de vingt-deux ans, après avoir mangé de hachis cru de porc, éprouva, le 14 avril 1862, une extrême lassitude dans les jambes, de fortes douleurs dans les gastrocnémiens, de la céphalalgie, de la chaleur, de la soif, des transpirations abondantes, de l'anorexie; à partir du 20 avril, quelques selles liquides sans coliques. Les douleurs envahirent bientôt les muscles des bras, des lombes et du dos.

A l'entrée à l'hôpital, le 24 avril : douleurs violentes dans les muscles des extrémités, du cou et de la nuque, augmentant à la moindre pression et au plus léger mouvement du sujet. Les muscles sont durs, turgescents, comme élastiques; les articulations sont libres. Rien de particulier du côté du poumon, du cœur et des viscères de l'abdomen. Ventre souple, indolore. Pas d'augmentation de volume de la rate. Température 32°,8 R. Pouls 108. Céphalalgie avec un peu de vertige, soif vive, anorexie.

Les jours suivants, la tension douloureuse des muscles augmente; profond abattement, continuation de la diarrhée. Fièvre, surtout le soir. Délire léger durant la nuit, qui disparaît ensuite. Transpiration abondante; mouvements respiratoires libres.

Le 1er mai, enrouement accompagné d'une toux sèche; le malade éprouve de la douleur en parlant; pas de râles dans la poitrine. La

---

[1] Friedreich, *Virchow's Archiv*, XXV, 3 u. 4, S. 399. 1862.

lassitude augmente toujours ; même état douloureux des muscles ; demi-flexion des bras ; les tentatives d'extension occasionnent de vives douleurs ; les membres inférieurs sont étendus et immobiles.

Amendement léger des autres symptômes.

Le 3, apparition d'une forte éruption miliaire au cou et au tronc, à la suite de transpirations profuses ; les jours d'après s'y joignent une foule de petites pustules entourées d'une auréole rouge.

Le 7, Friedreich détache du mollet droit, avec le harpon de Middeldorpff, un morceau de muscle de la grosseur d'un grain de millet : sept trichines, en partie enroulées en spirale et interposées entre les fibrilles musculaires, sont constatées au microscope.

Dès le 5, Friedreich, pressantant ce diagnostic, avait prescrit comme anthelmintique le picronitrate de potasse à la dose suivante : picronitrate de potasse, 4 gr.; suc et poudre de réglisse de chacun q. s., p. f. 60 pilules : à prendre 5 pilules trois fois par jour.

Le 9, les mouvements sont moins douloureux ; le malade peut, avec quelques efforts, s'asseoir dans son lit. Un peu d'œdème aux malléoles ; l'enrouement a diminué. Les sueurs continuent. Un furoncle de la grosseur d'un petit pois s'est formé sous l'angle inférieur de l'omoplate ; la peau se mortifie dans une étendue d'un pouce et demi, un peu au-dessous de ce point. Dans le pus du furoncle on trouve une grande trichine bien développée.

L'urine est un peu albumineuse et colorée en jaune, de même que les conjonctives, sous l'influence du picronitrate de potasse.

Les jours qui suivent, l'ictère médicamenteux envahit les téguments ; l'affection des muscles continue à s'améliorer peu à peu ; le 13, le malade arrive même à faire quelques pas dans la salle ; l'œdème a disparu ; sueurs moins copieuses ; la miliaire et les pustules deviennent plus rares. L'épiderme des orteils et des pieds se détache en lambeaux. L'enrouement disparaît.

Le 25, une seconde investigation sur le muscle jumeau à l'aide du harpon fournit une trichine libre et vivante. L'ictère médicamenteux a atteint un degré tel que le professeur croit devoir suspendre le picronitrate.

Le 29, on y trouve une trichine enroulée, entourée d'une capsule encore mince, de formation toute récente. L'ictère a diminué notablement. Les urines, qui étaient devenues presque noires, reviennent à l'état normal. L'appétit et l'état général sont de nouveau satisfaisants.

Le 15 juin, une nouvelle application du harpon ne fournit plus de trichines.

Le malade quitte l'hôpital le 30, paraissant complétement guéri. La maladie avait duré en tout deux mois et demi.

A l'époque où cette observation fut publiée, elle n'avait

pas d'analogue dans la science. En effet, l'étiologie, la symptomatologie et le diagnostic y trouvaient tout à la fois des éléments presque complets, et pour que rien ne manquât à sa valeur clinique, Friedreich venait encore signaler un traitement vermifuge tout nouveau, auquel il attribuait l'honneur de la guérison. Nous aurons l'occasion de revenir sur ce point dans un autre chapitre.

Quelques particularités de ce cas méritent d'être relevées.

Les symptômes gastro-intestinaux, dont tous les malades sont atteints au commencement de la maladie, trouvent ici leur principale expression dans une diarrhée, qui commença dès le 20 avril pour se prolonger assez avant dans la maladie. C'est par cette diarrhée que se traduirait l'entérite trichineuse, produite par les trichines qui, d'après les résultats des expérimentations consignées au chap. III, doivent précisément éclore le septième jour environ après l'ingestion de la viande malade.

L'absence de l'œdème des paupières doit être notée; celui des extrémités inférieures a été minime.

L'œdème du tissu cellulaire sous-cutané fait, ainsi qu'on le verra dans les autres observations, rarement défaut dans cette maladie, et il peut, alors qu'il se prolonge, affecter les proportions d'une véritable hydro-anémie. Le trouble que l'immigration simultanée de myriades de vers porte dans la circulation capillaire explique aisément cette infiltration séreuse de la peau. L'on peut attribuer à la même cause les transpirations profuses; nous ne parlons pas de l'affection du système musculaire, qui trouve naturellement son explication dans le travail irritatoire produit par les parasites pénétrant dans le sarcolemme des fibres primitives.

La présence d'une trichine libre dans le pus du furoncle confirme le fait, déjà mentionné par Kœlliker, que les trichines peuvent s'égarer dans le tissu cellulaire sous-cutané; elles y provoquent, ainsi qu'on le voit dans le cas spécial, une inflammation pustuleuse, qui peut aboutir même à une mortification gangréneuse partielle de la peau.

Dans cette observation comme dans la précédente, la maladie avait été donnée par le porc indigène. Le docteur

Tüngel [1], de Hambourg, a plus récemment publié un cas qui prouve que l'infection peut être importée de très-loin :

Un bâtiment de commerce hambourgeois quitta au mois de mars 1863 le port de Valparaïso (Chili).

On avait acheté avant le départ un porc qui fut abattu le 1er avril par le cuisinier du bord avec l'aide de l'équipage. On mangea en route trente livres de la viande fraîche et on sala le reste. Beaucoup de matelots tombèrent malades, quoique à des degrés différents, au moment de leur arrivée à Hambourg. La plupart accusaient des douleurs musculaires soit disant rhumatismales. Deux d'entre eux succombèrent.

On trouva, à l'autopsie, dans les muscles d'un garçon de seize ans, mort le 24 avril à l'hôpital de cette ville, de nombreuses trichines vivantes non enkystées. La viande salée, dont une partie fut envoyée à Virchow pour être examinée, en contenait également, mais elles étaient privées de vie et en grande partie enkystées [2].

Le professeur Wunderlich [3], de Leipzig, reçut, à la fin de l'année même de la publication du mémoire de Zenker, à l'hôpital Saint-Jacques, quatre garçons bouchers qui avaient aidé le 9 et le 10 décembre 1860 à l'abatage des porcs. Ils avaient, selon l'habitude des gens de leur profession, mangé une certaine quantité de cette viande crue, et s'étaient sentis indisposés peu de temps après.

Le premier, âgé de vingt et un ans, homme vigoureux et robuste, se sentit subitement pris, le 13 décembre, d'un point de côté avec toux, oppression, frissons et fièvre. Peu de jours après vinrent de la céphalalgie, de l'anorexie, une forte lassitude ; enfin, le sixième jour se manifestèrent des vertiges, des nausées et un frisson qui dura trois heures.

A l'entrée à l'hôpital : un peu d'obnubilation intellectuelle ; température 31°,8 R.; pouls 120 ; respiration 34. Œdème des paupières ; point d'engorgement de la rate ni de taches rosées. Constipation.

---

[1] *Virchow's Archiv*, XXVII, p. 421.

[2] Tüngel a récemment publié deux nouveaux cas observés à l'hôpital de Hambourg : *Zwei neue Fälle von Trichinenkrankheit beim Menschen* (*Archiv von Virchow*, XXIX, 1864).

[3] C. A. Wunderlich, *Archiv der Heilkunde*, II, 3, S. 269. 1861.

La fièvre affecte un type rémittent, irrégulier. Le vertige et l'hébétude persistèrent plus d'une semaine ; un autre symptôme, l'oppression, accompagnée de quelques crachats sanguinolents, dura un peu plus longtemps encore, sans que toutefois l'auscultation et la percussion eussent révélé la moindre altération pathologique dans les poumons. Accès opiniâtres de hoquet.

La lassitude et un grand affaiblissement musculaire subsistent après la disparition de tous ces symptômes ; le malade en souffrait encore à sa sortie de l'hôpital, après cinq semaines de séjour.

Le deuxième sujet, âgé de dix-neuf ans, avait été pris, le 13 décembre, d'anorexie, de vertiges, de douleurs à la nuque, au sacrum et sous les bras. Les jours suivants, grand abattement, douleurs musculaires, constipation, dysurie, vomissements.

Le 25, enrouement subit, accompagné d'une sensation brûlante au cou. Le lendemain et les jours d'après, accès irréguliers de frissons, avec claquement des dents ; insomnie.

A son entrée à l'hôpital, le 31 décembre : intelligence nette, mouvement fébrile, contractions spasmodiques des muscles de la face ; voix complétement voilée. La région de la nuque est douloureuse à la pression ; les muscles des extrémités (biceps et jumeaux) très-sensibles et comme tendus ; mouvements spasmodiques dans ces muscles. Les articulations fonctionnent librement et sans douleurs. Dyspnée, sans signes stéthoscopiques dans la poitrine ; ventre à l'état normal.

Le malade sort de l'hôpital le 21 janvier 1861. L'abattement, la sensibilité des muscles et l'aphonie mirent encore beaucoup de temps à disparaître entièrement.

Chez les deux autres malades, l'affection présenta des symptômes analogues avec un degré toutefois d'intensité moindre.

Quatre autres garçons bouchers au service du même patron restèrent en bonne santé.

Ces cas sont des exemples de la forme bénigne de la maladie trichineuse.

La sanction de l'examen microscopique leur manque, il est vrai : l'on ne put plus se procurer de restes du porc auquel on faisait remonter les accidents ; il n'est pas question non plus de recherches faites sur les muscles des malades à l'effet de découvrir les parasites.

Malgré l'absence de ces preuves concluantes, Wunderlich n'hésite pas à mettre l'ensemble des symptômes sur le compte d'une infection trichinaire, en faisant valoir, à l'appui de son diagnostic, les circonstances suivantes : début simultané des mêmes symptômes sur quatre personnes qui toutes avaient mangé du porc cru ; impossibilité de rapporter ces symptômes à la fièvre typhoïde, à la tuberculisation aiguë des poumons ou à la fièvre rhumatismale.

L'extinction de la voix observée surtout chez le deuxième malade est un symptôme assez fréquent, qui serait produit par l'invasion par les vers des muscles du larynx.

La dyspnée et le hoquet sont l'effet de l'immigration des trichines dans les muscles intercostaux et le diaphragme. Les crachats sanguinolents enfin seraient, d'après Wunderlich, à mettre sur le compte de l'anémie et de l'état cachectique qui compliquent la maladie avec le temps.

Toujours est-il qu'en présence d'une symptomatologie comme celle que nous venons relater, les erreurs doivent être fréquentes; que, bien plus, elles sont presque inévitables, si le médecin n'a point l'occasion d'observer simultanément un certain nombre de cas, ou si d'autres circonstances accessoires ne contribuent à le mettre sur la voie. L'illustre clinicien même, auquel nous avons emprunté ces faits, eût été peut-être moins assuré de son diagnostic, si son attention n'avait été soulevée à cette époque par la récente publication du mémoire de Zenker.

C'étaient, comme on a pu le remarquer, presque exclusivement des bouchers et des cuisiniers qui jusque-là avaient fourni l'occasion d'observer la maladie. Il en est de même également pour un cas de Traube[1], de Berlin, et pour quelques autres encore, que nous retrouverons à la fin du chapitre.

Nous allons voir maintenant la maladie se répandre sur des localités entières et y affecter les proportions de véritables épidémies.

La plupart de ces épidémies ont sévi dans le nord et dans le centre de l'Allemagne. Les foyers principaux ont été, pour une raison difficile à expliquer, la Prusse, la Saxe et tout récemment le Hanovre, contrées qui géographiquement d'ailleurs se touchent de très-près.

---

[1] G. Schultze, *De trichiniasi*, diss. inaug. Berol. 1863, p. 17.

La première éclata au mois de mars 1862 à Plauen (royaume de Saxe). Elle a été décrite avec beaucoup de soin par M. Bœhler[1], qui la suivit avec son gendre le docteur Kœnigsdœrffer. Nous allons donner un résumé de cet intéressant mémoire.

L'ensemble des observations de Bœhler porte sur un chiffre de treize malades, qu'il fut appelé à soigner soit à l'hôpital de Plauen, soit en ville. Le total des cas qui se présentèrent simultanément dans la localité s'était élevé à une trentaine environ. Tous les malades, dont le travail de Bœhler donne l'histoire, avaient mangé soit du hachis de porc cru, soit du boudin de foie. Le boucher qui avait vendu cette charcuterie était tombé malade lui-même avec sa femme, ses enfants et ses domestiques « de la fièvre nerveuse », au dire du public.

Les cas se présentaient avec une intensité variable. Les médecins ne furent éclairés sur leur véritable nature que hnit jours environ après le commencement de l'épidémie.

Dans sept des treize cas décrits par Bœhler, les symptômes furent bénins et cédèrent complétement au bout de trois à sept semaines.

Les six autres furent plus graves ; ceux décrits sous les nos VIII, XII et XIII le furent même à un haut degré. Le sujet de l'obs. XIII succomba à l'hôpital après neuf semaines de maladie. La malade de l'obs. VIII quitta l'hôpital après deux mois et demi de séjour, avec un épanchement pleurétique ; elle mourut vingt mois plus tard, le 1er février 1864 (communication particulière de M. Bœhler). Ce furent les muscles de cette personne qui tout récemment servirent à nos expériences sur les lapins.

Nous extrayons du travail du médecin de Plauen les obs. IV, XII, XIII et VIII comme les plus propres à donner une idée nette du caractère de l'épidémie.

Obs. IV, de Bœhler[2]. — Mlle Clara O..., âgé de dix-neuf ans, d'un tempérament vif et irritable, d'une constitution nerveuse, avait été atteinte, dans sa douzième année, d'un rhumatisme articulaire aigu avec péricardite. Elle était, depuis cette époque, sujette à des bat-

---

[1] Bœhler, *Die Trichinenkrankheit und die Behandlung derselben in Plauen.* 1863.

[2] *Loc. cit.*, p. 18.

téments de cœur. Elle se trouva ; à partir de sa quatorzième année, dans un état presque constant de chloro-anémie, accompagné parfois d'œdème de la face et des pieds.

La maladie se déclara chez cette jeune personne en même temps que chez sa mère, qui avait mangé, comme elle, de la viande trichineuse. Elle débuta par un œdème de la face et des paupières ; en même temps survinrent des douleurs dans les bras et dans les jambes, augmentées notablement par les tentatives d'extension. Les mains et les pieds présentaient un gonflement œdémateux qui rendait la marche et la pression fort douloureuse. Pouls entre 120 et 130.

Le cas fut pris d'abord pour une fièvre rhumatismale compliquée de symptômes chlorotiques, et traité par l'aconit, la pulsatille et le quinquina. La jeune malade, malgré ses grandes souffrances, était néanmoins parvenue à ne point garder le lit. Ce n'est que le septième jour que les renseignements étiologiques mirent sur la voie de la véritable affection. Bœhler alors, fort de son diagnostic, détacha, sur la proposition même de la malade, le 2 avril, douzième jour de la maladie, un petit morceau du biceps et y découvrit plusieurs trichines vivantes.

L'arsenic fut prescrit, puis le fer, que réclamait l'état chlorotique très-prononcé de la malade : sous l'influence de ce dernier médicament, qui fut longtemps continué, grâce aussi à une diarrhée aqueuse et à des sueurs abondantes, l'œdème diminua progressivement.

La convalescence se prononça à partir du vingt et unième jour. Elle fut accompagnée d'une démangeaison fort incommode aux bras et aux jambes. Les pieds et les mains restèrent longtemps sensibles.

Comme tous les autres malades, la jeune fille perdit ses cheveux durant six à huit semaines.

Ce n'est qu'au bout de cinq mois qu'elle se trouva entièrement rétablie.

Nous avons relaté ce cas comme un des types d'infection trichineuse bénigne ; dans le suivant, qui se termina également par la guérison, les symptômes furent plus intenses.

Obs. XII, de Bœhler [1]. — Louise Schneider, servante, âgée de vingt-deux ans, d'une constitution délicate, chlorotique, souffrait, depuis quelques jours déjà, de douleurs dans les extrémités, lorsque se manifesta, le 17 mars 1862, en même temps qu'une grande lassitude dans les membres, un gonflement assez subit de la face.

Son médecin, M. Kœnigsdœrffer, après l'avoir perdue de vue durant quelques jours, la revit le 24, et eut de la peine à la reconnaître, tant l'œdème s'était généralisé.

[1] *Loc. cit.*, p. 47.

Les paupières sont fortement œdématiées, ainsi que les extrémités. Transpiration abondante continue. La malade est immobile dans son lit, les cuisses et les jambes dans la demi-flexion. Le moindre mouvement lui occasionne de violentes douleurs. Une pression même légère sur les muscles lui est également douloureuse. Il y a de l'insomnie, de la céphalalgie, de l'accélération du pouls, une soif vive, difficulté à ouvrir la bouche et à tirer la langue, laquelle reste d'ailleurs humide.

Kœnigsdœrffer, ayant posé son diagnostic, entreprit une première recherche sur les gencives, sans toutefois y rencontrer de trichines. Il répéta la même expérience, quatre jours plus tard, sur le biceps et trouva cette fois des trichines vivantes.

Le calomel associé à la santonine et au jalap fut prescrit, sans doute pour agir contre les trichines intestinales.

Une particularité de cette observation fut une disposition à la constipation et au ténesme vésical.

Les symptômes, après avoir été intenses, s'amendèrent assez rapidement. Le 8 avril, l'œdème avait diminué au point de permettre à la malade de marcher un peu. Elle fut en état de quitter l'hôpital le 4 mai. La convalescence fut encore longue.

Voici maintenant les cas qui furent suivis de mort :

Obs. XIII, de Bœhler [1]. — Amélie Schurig, âgée de vingt-huit ans, cuisinière, d'une forte constitution, entre à l'hôpital le 7 avril.

Elle avait éprouvé, dès le 8 mars, de l'abattement dans tous les membres, de l'inappétence, de l'insomnie. La face s'était enflée; puis de vives douleurs dans les bras et les jambes, qui la condamnaient à l'immobilité, l'avaient forcée à prendre le lit depuis le 15. Le médecin appelé à la traiter avait pris la maladie pour une fièvre rhumatismale aiguë, et avait institué un traitement en conséquence. C'est quand l'œdème général apparut que la malade se décida à entrer à l'hôpital de Plauen.

Bœhler porta, dès sa première visite, le diagnostic d'affection trichineuse, d'autant plus que la patiente avait cherché de la viande à la boucherie signalée comme suspecte.

A ce moment, l'anasarque est énorme, surtout aux cuisses et aux jambes; l'hydropisie avait envahi les extrémités inférieures à mesure qu'elle avait disparu de la face et des extrémités supérieures. Les jambes demeurent étendues dans une immobilité absolue et sont le siége de douleurs telles que la malade gémit jour et nuit. Commencement d'escharres au sacrum et aux trochanters; intelligence nette, fièvre modérée, soif vive, sueurs nauséabondes.

---

[1] *Loc. cit.*, p. 54.

Nous dépasserions les limites de ce travail si nous reproduisions dans leurs détails toutes les péripéties de cette maladie, qui ne fut au fond qu'une longue agonie de neuf semaines. L'hydropisie, les escharres, l'œdème pulmonaire, les transpirations profuses, une diarrhée aqueuse persistante, épuisèrent complétement la malade, qui finit par tomber dans le délire et un état comateux. Elle mourut le 20 mai.

Voici le résumé de l'autopsie, qui fut faite le 21 : tous les muscles de la vie animale, y compris les muscles du larynx, ceux de la langue et du pharynx, étaient infiltrés de trichines, le plus grand nombre enkystées. On n'en trouva pas dans le cœur. Il y en avait d'adultes dans le chyme.

Les plaques de Peyer étaient normales; infarctus gangréneux du poumon droit, pleurésie du même côté, état catarrhal des bronches, œdème pulmonaire, foie gras, gonflement diffus des reins, anasarque, escharres des régions trochantériennes et sacrées, anémie.

Obs. VIII, de Bœhler [1]. — Caroline Nenner, servante, âgée de vingt-cinq ans, entre à l'hôpital de Plauen le 16 mars 1862. L'affection avait débuté huit jours auparavant par un grand abattement, de l'anorexie et un œdème subit de la face, qui avait rendu la malade tout à fait méconnaissable.

On constata : face rouge, yeux injectés, langue rouge, humide; soif vive, sueurs; pouls à 120; douleurs et grande lassitude dans les bras et les jambes.

Diagnostic : Fièvre rhumatismale. On prescrit l'aconit.

Le 17 et le 18, les douleurs vont en augmentant; les muscles de l'avant-bras semblent tendus et durs; le moindre attouchement et les tentatives de mouvement augmentent les douleurs.

Le 19, les symptômes prennent un caractère légèrement typhoïde : céphalalgie, sécheresse de la bouche et du nez, insomnie, selles liquides (morphine, boissons émollientes).

Les jours suivants, mêmes symptômes, persistance de la fièvre, de l'insomnie et de la diarrhée; les douleurs se généralisent; de l'œdème apparaît aux jambes (morphine, ipéca); sueurs continuelles et abondantes.

C'est seulement le 24, huit jours après l'admission de la malade, que le vrai diagnostic est porté, à la suite de la découverte que venait de faire M. Kœnigsdœrffer de la véritable nature de l'épidémie [2].

---

[1] *Loc. cit.*, p. 25.

[2] M. Kœnigsdœrffer fut conduit sur la piste de la maladie trichineuse par la lecture d'un article qui rendait compte de l'observation de Zenker. La similitude que présentait ce cas avec ceux à sympto-

L'arsenic fut administré. L'œdème, d'abord limité aux extrémités inférieures, avait successivement envahi tout le corps. Le 28, l'hy-dropisie était devenu générale ; les douleurs étaient intolérables et rendaient tout déplacement impossible. La diarrhée se compliqua d'un violent ténesme, commencement d'escharre au sacrum (continuation de l'arsenic).

Le 29 et le 30, légère amélioration, sauf les transpirations, qui restent profuses. Les symptômes typhoïdes disparaissent peu à peu.

Le 1er avril, nouvelle recrudescence de l'anasarque; l'épiderme se rompt en divers endroits. L'état général reste d'ailleurs assez satisfaisant.

Le 2, une première investigation est entreprise sur le biceps : elle fournit des trichines libres, vivantes, bien développées.

L'amélioration se dessina lentement, avec des haut et des bas portant surtout sur la diarrhée, les sueurs et l'anasarque. A l'arsenic fut substitué le soufre, puis la digitaline.

A partir du 1er mai, la malade put se coucher sur le côté, ce qui facilita le pansement des escharres.

Le 7, on constata un épanchement pleurétique abondant à gauche. Cet épanchement diminua très-lentement.

Il n'était pas entièrement résorbé lorsque la malade demanda sa sortie, le 14 juillet, après quatre mois de séjour à l'hôpital.

Le 10, on avait procédé à une deuxième exploration sur les muscles ; on avait retiré de son biceps des trichines en grand nombre enkystées. Plusieurs kystes en renfermaient même deux ou trois.

La malade avait perdu presque tous ses cheveux dans les dernières semaines ; mais au moment de sa sortie ils commençaient à repousser.

La malade qui fait le sujet de cette observation mourut, comme nous l'avons dit, le 1er février 1864, et M. Bœhler nous communiqua une certaine quantité de ses muscles, qui ne renfermaient que des trichines enkystées, mais encore vivantes, puisqu'elles servirent à nos expériences.

Nous aurons l'occasion de revenir sur la monographie du docteur Bœhler. Ce savant confrère vient de nous écrire, qu'il a eu l'occasion d'observer en 1863 une seconde épidé-

matologie insolite qui, depuis une huitaine de jours, avaient envahi la ville de Plauen, permit d'établir le diagnostic, que vint confirmer ensuite la découverte directe des nématoïdes dans les muscles des malades.

mie heureusement bénigne de maladie trichineuse, dont
M. Kœnigsdœrffer a rendu compte dans la *Deutsche Klinik*[1].

En voici un exposé succinct :

Les docteurs Bascher et Pinter soignèrent, en mai 1863,
à Falkenstein, près de Plauen, quatre personnes, dont un
boucher, pour des affections dont le diagnostic ne put rester douteux pour ces médecins, après qu'ils eurent pris
connaissance de la découverte de Kœnigsdœrffer. On re-
trouva la piste du porc malade, dont la viande, avant d'être
mangée, avait été conservée dans du sel pendant huit jours
et légèrement fumée ensuite ; et l'on put s'assurer, au moyen
du harpon, de l'existence des parasites dans le biceps de
l'un des malades.

A Plauen même, les nouveaux cas furent reconnus, de
par l'œdème palpébral, par Kœnigsdœrffer, dès le 15 septembre 1863 ; neuf de ces cas, au nombre de vingt et un,
furent traités par Kœnigsdœrffer en personne, qui constata
d'autre part, que trois des malades seulement s'étaient
nourris de hâchis cru, et les autres de cervelas.

Le cachet dominant de cette épidémie fut celui d'une
fièvre gastro-rhumatismale, sa marche fut éminemment bénigne ; la durée moyenne des cas ne dépassa pas trois semaines. La plupart des malades étaient constipés. Quelques-
uns éprouvèrent des douleurs et de la tension dans les
doigts ; l'un d'eux eut même de petites ecchymoses sous
les ongles. L'œdème palpébral ne manqua chez aucun ;
mais pas un ne fut atteint d'œdème général.

Une femme enceinte fit une fausse couche au troisième
mois ; son fœtus ne contenait nulle part de trichines[2].

Les médecins n'eurent point recours à l'investigation microscopique des muscles, laquelle d'ailleurs leur parut su-
perflue.

L'œdème palpébral passe, en effet, dans cette contrée

---

[1] Kœnigsdœrffer, *Ueber Trichiniasis* (*Deutsche Klinik*, n° 47,
21 novembre 1863).

[2] La même remarque, touchant l'immunité du fœtus chez les fem-
mes trichineuses, a été faite, précédemment déjà, par M. le docteur
P. Aronssohn, professeur agrégé à la Faculté de Strasbourg (Voy. P.
Dengler, *Histoire naturelle et médicale de la trichine*. Thèses de
Strasbourg, n° 708, 1863, p. 11).

pour un symptôme tellement constant et caractéristique, que le peuple lui-même a l'habitude de désigner les malades atteints de l'affection trichineuse sous le nom de *grosses têtes* (*Dickköpfe*).

Les enfants des parents infectés parurent épargnés par l'épidémie.

Quelques mois après la première de Plauen, une autre épidémie non moins importante se montra à Calbe sur la Saale. Elle a été décrite par le docteur Simon[1]. Les observations de ce médecin portèrent sur un ensemble de trente-huit cas, qui tous se présentèrent du mois de juin au mois de juillet 1862. La maladie, dès son apparition, frappa beaucoup les médecins de la localité par sa symptomatologie bizarre et par sa localisation dans un seul quartier de la ville. Il est probable que sans les rapports des praticiens de Plauen, le corps médical de Calbe serait resté plus longtemps dans le doute.

La famille d'un boucher fut la première atteinte. Le boucher, sa femme et sa sœur tombèrent malades. La femme mourut. D'autres familles du voisinage, auxquelles ce boucher fournissait habituellement la viande, furent atteintes des mêmes symptômes : vingt-cinq femmes, neuf hommes et quatre enfants tombèrent successivement malades ; huit d'entre eux, six femmes, un homme et un enfant, succombèrent. C'est un chiffre de mortalité bien considérable.

Le diagnostic de cette épidémie a été établi — et a pu l'être avec la plus grande certitude — exclusivement d'après les données fournies par l'étiologie et la symptomatologie. Aucun des malades ne se prêta à l'exploration directe des muscles.

Une seule autopsie put être pratiquée, mais elle confirma d'une façon tout à fait concluante les assertions des médecins. La femme qui en fut l'objet présentait dans ses muscles volontaires des millions de trichines enkystées, toutes douées d'une vitalité énergique à leur sortie de leurs capsules. La

[1] Dr G. Simon, *Eine Epidemie von akuter Trichinen-Erkrankung in Calbe a. d. S.* (*Preussische Medizinal-Zeitung*, Neue Folge, Vter Jahrgang, nos 38 et 39, 1862).

durée de la maladie avait été dans ce cas de six semaines ; et elle avait été, comme pour les autres, caractérisée par une tension douloureuse avec immobilité absolue des membres, et par une diarrhée opiniâtre, qui n'avait cessé qu'avec la mort. La muqueuse intestinale ne portait, nonobstant cette diarrhée, aucune trace d'altération.

Nous avons recueilli dans les journaux de médecine un certain nombre de publications qui rendent compte de plusieurs autres épidémies plus ou moins graves, dont nous nous contenterons d'indiquer les noms.

Telles sont les épidémies qui, à deux époques différentes, en 1861 et en 1863, se sont montrées à l'île de Rügen [1] (Poméranie), puis celle de Burg [2] près de Magdebourg, de Weimar [3], de Halle [4], de Celle [5] (Hanovre), où tout récemment encore, au mois de mars 1864, la famille d'un aubergiste, se composant de huit personnes, a été simultanément atteinte de la maladie, de Stralsund, de Stuttgart, d'Eisleben [6], et enfin celle de Quedlinbourg (Harz).

Cette dernière, décrite avec beaucoup de soin par le docteur Behrens [7], mérite que nous nous y arrêtions un moment.

---

[1] Landois, *Zwei neue Endemien durch Ansteckung mit Trichina spiralis* (*Deutsche Klinik*, 24 janv. 1863).

[2] Klusemann, *Preuss. Medicin. Zeit.*, n° 50, 1863. — *Gutachten des kön. med. Coll. der Provinz Sachsen*. Magdeburg 1864. S. 11. Cinquante cas environ, sur lesquels onze décès ; le docteur Fricks traita à lui seul trente-trois sujets, dont neuf hommes et vingt-quatre femmes.

[3] Virchow, *loc. cit.*, S. 29.

[4] J. Vogel, *Die Trichinenkrankheit und die zu ihrer Verhütung anzuwendenden Mittel*, S. 12. 1864. — Welker, *Arch. de Virchow*, t. XXI, p. 453. Sur un de ces malades, qui mourut, Welker constata l'existence d'un nombre considérable de trichines dans le tiers supérieur de l'œsophage, où sont, comme on le sait, les fibres striées, tandis que la moitié inférieure, où n'existent que des muscles lisses, n'en renfermait aucune.

[5] Gerlach, *Landwirthschaftliche Zeitung*. Artikel : *Trichinen*. n° 381, S. 4073.

[6] Rupprecht, *Die Trichinenkrankheit*, 1864, p. 160.

[7] Behrens, *Ein Fall von Trichiniasis* (*Deutsche Klinik*, n° 30, 25 juillet 1863).

Le porc dont les chairs étaient infectées fut tué le 20 février 1863. Il aurait été, au dire des personnes qui assistèrent à l'abatage, malade depuis quelque temps déjà ; car ses intestins auraient présenté un aspect particulier, auraient été friables, faciles à déchirer. Quatre membres de la famille où l'animal avait été abattu se sentirent, huit jours après, pris de douleurs soit disant rhumatismales, qu'on attribua d'abord à l'humidité du logement. Mais bientôt après l'on apprit à quoi s'en tenir ; car d'autres personnes, qui toutes avaient mangé soit du porc cru, soit du saucisson [1] fait de ce porc, se plaignirent successivement des mêmes maux ; cinq d'entre elles, qui s'étaient nourries de saucisson (cervelas), furent atteintes moins gravement que les autres, qui avaient mangé du hâchis cru. Parmi ces dernières se trouva une femme au neuvième mois de sa grossesse, qui mourut le 27 mars pendant ses couches. On ne put faire après sa mort les recherches microscopiques confirmatives du diagnostic.

Un soldat, qui avait aidé à abattre le porc et qui avait mangé de sa viande crue, fut pris d'une attaque de « rhumatisme aigu » qui l'obligea à entrer à l'hôpital le 12 mars. Voici le tableau succinct des symptômes qui se présentèrent chez ce sujet :

Lassitude toujours croissante dans les bras et les jambes, douleurs vives du bas-ventre et dans les membres, tension particulière au front et au niveau des orbites, transpirations nocturnes abondantes, d'une odeur désagréable, anorexie, constipation, frissons et chaleur, langue chargée.

La convalescence commença à se dessiner dès le 17 mars, et se caractérisa d'abord par une diminuation de la fièvre ; l'appétit reparut ensuite ; mais les mouvements actifs et artificiels des membres furent encore impossibles, puis difficiles, pendant quelques semaines.

En fait de particularités que présenta ce cas, notons les douleurs du bas-ventre, qui frappèrent le médecin dès le début ; elles se manifestèrent dans la région iléo-cœcale, et diminuèrent à mesure que, d'après l'auteur, les trichines

---

[1] Le saucisson (cervelas) se prépare dans ces contrées avec un mélange de porc hâché, de lard et d'épices, que l'on fume ensuite.

abandonnaient les muscles de cette région pour envahir les extrémités. Le maximum des douleurs musculaires se présenta pendant toute la maladie du côté des gastrocnémiens.

Nous constaterons l'absence de l'œdème des paupières. L'œdème des pieds se montra seulement dans la quatrième semaine.

Les symptômes des organes respiratoires ressemblèrent beaucoup à ceux décrits par Wunderlich. L'hémoptysie, qui survint sans aucune affection appréciable du cœur ni des poumons, est à mettre sur le compte de l'état anémique, auquel fut d'ailleurs en grande partie attribuée par Behrens la grande faiblesse générale qui persista longtemps encore après la guérison.

Les symptômes affectèrent à l'apogée de la maladie un caractère typhoïde, au point qu'une erreur eût été excusable. Indépendamment des douleurs dans la fosse iléo-cœcale existant au début, la sécheresse de la langue, la fièvre, la perte de l'appétit, une forte diarrhée qui pendant plusieurs jours succéda à de la constipation, suffisaient à dérouter un praticien consommé. N'oublions pourtant pas de dire que les fonctions cérébrales restèrent intactes pendant toute la durée de la maladie.

Nous renvoyons pour la thérapeutique au chap. VIII.

Behrens n'eut pas l'occasion d'employer sur ses malades l'exploration au harpon. Il réussit par contre à retrouver un jambon salé et fumé provenant du même porc, et il le soumit à l'examen microscopique, lequel révéla un très grand nombre de trichines enkystées. On n'en put découvrir de libres. L'aspect de ce jambon ne présentait rien d'anormal.

Nous apprenons de source certaine que dans ce moment même une seconde épidémie sévit à Quedlinbourg, où elle a atteint quatre-vingt-dix personnes environ. Les détails circonstanciés nous manquent encore.

Une mention particulière est due à l'épidémie qui éclata au mois d'octobre 1863 à Hettstædt, près d'Eisleben (Prusse). Le docteur Rupprecht[1] vient de publier (fin mars 1864) un

---

[1] Rupprecht, *Die Trichinenkrankheit im Spiegel der Hettstædter Endemie betrachtet.* Hettstædt 1864.

mémoire de 170 pages sur cet événement, auquel ses proportions ont donné le caractère d'une véritable catastrophe, unique encore dans les annales de la science.

Nous ne croyons pouvoir mieux faire qu'en reproduisant presque textuellement l'introduction de cet important travail.

Dans la seconde moitié du mois d'octobre 1863 se produisirent assez subitement, dans la localité sus-nommée, plusieurs cas de cholérine offrant un caractère tout spécial.

La maladie éclatait ordinairement la nuit, sans cause appréciable, et ne cédait point, comme d'habitude, au traitement par l'opium, les sinapismes etc. Les évacuations étaient glaireuses, liquides, vertes, mais sans douleurs. Il s'y joignait de l'agitation, de l'oppression, des nausées, des douleurs cardialgiques et du météorisme. L'appétit ne revenait pas, la soif augmentait, le sommeil manquait ou était très-agité, et bientôt se déclarait une fièvre plus ou moins intense. Dans une autre série de cas il n'y avait point de vomissements, mais des nausées seulement, compliquées d'oppression, d'agitation et de douleurs névralgiques dans les régions des plexus cœliaque, mésentérique, hypogastrique et sacré. La diarrhée était peu abondante, glaireuse, et de couleur verte ou argileuse, sans ténesme; d'autres fois, au contraire, il y avait constipation et dysurie; ces cas s'accompagnaient d'ailleurs, comme les précédents, d'une grande lassitude, de perte de l'appétit, de soif intense, d'insomnie, et revêtaient également, peu après le début, le caractère de la fièvre gastrique, mais sans forts maux de tête, sans vertiges ni délire, sans gonflement de la rate, sans élévation notable de la température.

La chaleur tout à fait exceptionnelle qui avait régné durant la première moitié du mois d'octobre — le thermomètre avait marqué jusqu'à 32° R. à midi et 13° R. vers minuit — pouvait être invoquée comme source de ces cas de maladies assez singuliers, que l'on voyait se multiplier d'ailleurs très-rapidement. L'auteur crut avoir affaire à un catarrhe gastro-intestinal épidémique, et mit ses malades en expectation. A la fin de la première semaine apparut, chez ceux qui avaient été atteints les premiers, une enflure œdémateuse des paupières, avec catarrhe de la conjonctive, en même temps que se déclarèrent de violentes douleurs musculaires, avec lourdeur et léger gonflement des membres, ainsi qu'une tendance à d'abondantes transpirations.

« J'avais, dit ici l'auteur, traité précédemment, du mois de septembre 1861 au mois d'avril 1862, deux petites endémies analogues (26 cas), qui, à part la cholérine qui n'en avait point signalé le début, avaient également présenté, dès l'abord, de l'œdème des paupières, puis des symptômes de fièvre typhoïde, avec fortes douleurs dans les muscles, enfin une hydropisie anémique, le tout ayant duré de six à huit semaines. J'avais été moi-même atteint de ce mal, tout nouveau alors pour moi, et qui m'avait tenu en chambre durant plus de cinq semaines. L'affection avait paru contagieuse, car elle avait affecté presque toujours plusieurs membres d'une même famille. Bien que cette forme de maladie m'eût rappelé les symptômes de l'infection trichineuse — qui m'étaient déjà connus à cette époque par le cas de Zenker, relaté dans les mémoires de Leukart et de Virchow — je fus dérouté de ce diagnostic par l'absence de symptômes typhiques graves, lesquels je croyais devoir être constants dans cette maladie, et aussi par la bénignité des cas : toutes les personnes, en effet, qui furent atteintes alors guérirent ; tandis que je croyais encore à cette époque que la maladie trichineuse est toujours très-grave et presque constamment mortelle. Ce n'est que plus tard que je pus me faire une conviction sur la nature réelle de cette épidémie, à laquelle j'avais pris d'autant plus d'intérêt que j'en avais moi-même été atteint. Je trouvai, en effet, trois trichines enkystées, dans le muscle grand oblique d'un de mes anciens malades, auquel j'eus à appliquer un cautère à la région abdominale, pour une affection de la rate, et plus tard encore dix-sept autres dans le biceps.

« Fort de ces précédents, je reconnus, à certains symptômes de la nouvelle épidémie (23 octobre 1863), les manifestations de la trichinose. Il est vrai que cette fois la maladie était accompagnée de cholérine et de douleurs névralgiques intenses du bas-ventre, lesquelles n'avaient jusqu'ici paru dans aucune épidémie ; par contre, les symptômes les plus caractéristiques reparaissaient, tels que l'œdème des paupières, les douleurs musculaires, les transpirations abondantes etc.

« J'apprenais, d'autre part, que la famille d'un boucher avait été atteinte des premières ; j'étais frappé également de ce fait que la maladie se localisait principalement aux environs de la demeure de ce boucher, et que les malades étaient presque tous des adultes, d'une position aisée et clients de ce même boucher.

« D'autres avaient, à un banquet, mangé du saucisson puisé à la même source, tandis que leurs proches, qui n'avaient pas assisté à ce repas, étaient respectés par le mal.

« Mes propositions, tendant à l'investigation au moyen du harpon, ne furent pas accueillies. Je ne trouvai point de trichines intestinales ; le temps, d'ailleurs, me manquait pour me livrer à des recherches minutieuses dans ce sens. Malgré cela la maladie ne me parut plus douteuse et, basant mon traitement sur cette conviction, je donnai à mes malades l'huile de ricin et le calomel au début, plus tard des émulsions huileuses, le quinine etc., qui procurèrent un soulagement positif.

« A la fin de la seconde semaine survint un décès, qui fut bientôt suivi d'un second, puis d'un troisième. J'envoyai aussitôt un morceau de muscle au docteur Colberg, professeur d'anatomie pathologique à l'université de Halle, qui me répondit par le télégraphe qu'il y avait rencontré des trichines.

« Deux jours plus tard, je me trouvai avec le professeur Weber, de Halle, auprès d'un de mes amis très-gravement atteint. Nous retirâmes de son biceps, à l'aide du harpon, des trichines vivantes. Dès lors la question fut tranchée et il me fut possible de la vérifier moi-même, presque chaque jour, au microscope, soit sur les muscles provenant d'autopsies, soit sur ceux extraits des sujets vivants.

« On trouva de même, dans les restes d'un fromage de cochon (*Schwartenwurst*), dont six personnes avaient mangé avant de tomber malades, des trichines libres enroulées. C'est ce reste, provenant de l'établissement du malheureux boucher dont il a été question en haut, qui amena à la découverte de l'origine première de tout le mal.

« Au commencement de décembre l'endémie avait décidément cédé, après avoir atteint 158 personnes — dont la plupart gravement — et avoir entraîné 27 décès. »

Nous extrayons encore du mémoire de M. Rupprecht quelques détails nosologiques qui ont leur intérêt. Nous y reviendrons d'ailleurs encore au chapitre *Symptomatologie.*

Le porc qui avait répandu la désolation dans la petite ville de Hettstædt (la population en est de 4000 âmes environ), avait été acheté le 30 septembre 1863 par le boucher Riefert. C'était une truie demi-sang anglais, âgée de deux ans et demi, que le fermier du domaine de Heiligenthal, près Hettstædt, s'était décidé à vendre parce qu'elle était devenue méchante et stérile. Elle fut abattue avec d'autres porcs le 6 octobre; elle avait été nourrie de pommes de terre et de blé égrugé.

Le gouvernement prussien, informé de l'étendue de l'épidémie, ordonna un enquête. Le professeur Colberg et un vétérinaire furent chargés d'examiner, à l'aide du harpon, tous les autres porcs du domaine, mais ils ne trouvèrent chez eux aucune trace de trichines.

La famille du boucher fut, comme il a été dit plus haut, atteinte une des premières. Le boucher lui-même, sa femme et sa servante moururent ; quatre autres membres de sa famille furent gravement atteints. Une autre famille, qui se trouvait privée déjà de son chef depuis peu, perdit la mère, un fils de vingt-trois ans, une fille de dix-huit, et une autre de treize ans.

Six mineurs, auxquels Riefert vendit le 10 octobre de la viande crue, tombèrent malades ; quatre d'entre eux succombèrent bientôt après. Ils avaient mangé chacun une demi-livre de hâchis cru, et furent pris deux jours après de cholérine. Chez trois d'entre eux la maladie se compliqua après trois et quatre semaines d'une pneumonie, qui les enleva du quatrième au cinquième jour. Le quatrième succomba à la forme typhique de la maladie. Il y eut, parmi les vingt-sept cas mortels huit sujets qui succombèrent à cette forme ; cinq fois la mort parut la conséquence immédiate de la paralysie du poumon, déterminée par l'immigration abondante des nématoïdes dans les muscles respirateurs. Trois fois ce fut un état soporeux provoqué par une vaste infiltration séreuse du tissu cellulaire des muscles du cou, et même (dans un cas) de la glotte. La pneunomie embolique, complication assez fréquente dans cette épidémie, emporta six malades. Un autre mourut d'épuisement à la suite d'un épanchement dans la cavité péritonéale, consécutif à une péritonite puerpérale. Les autres cas mortels, à marche plus chronique, procédèrent, soit de diarrhées colliquatives, soit de la suppuration des foyers atélectatiques du tissu pulmonaire.

La plupart des malades qui succombèrent avaient mangé soit du hâchis cru, soit du cervelas, du saucisson ou du fromage de cochon, en *grande* quantité. Ceux qui n'avaient mangé que de petites quantités de hâchis, à l'occasion de la fabrication des boulettes, ou qui s'étaient bornés à lécher le couperet, furent tous bien moins gravement atteints.

Il y eut, parmi les malades, trente-cinq femmes. Dix-sept furent atteintes de dérangements menstruels. Sur cinq femmes enceintes, trois parvinrent à terme; une fit une fausse-couche au sixième mois; une autre succomba à la même époque de sa grossesse, sans avoir été délivrée. Quatre avaient atteint l'âge critique; deux filles enfin n'étaient pas encore menstruées.

Les enfants furent généralement atteints de la forme bénigne. On remarqua que, contrairement aux grandes personnes, les enfants étaient constamment couchés sur le côté, les cuisses fléchies vers le ventre. Ils étaient, en général, plongés dans un sommeil profond, tandis que l'insomnie fait la règle chez les adultes.

Une petite fille, qui succomba, contenait cinquante-huit trichines dans une petite parcelle de son biceps. Ce chiffre est le plus élevé que Rupprecht ait rencontré chez ses malades, et il croit que le refus de toute médicamentation a, dans ce cas, favorisé cette immigration si intense.

L'ancien comté de Mansfeld, dont la ville de Hettstædt fait partie, paraît jouir du triste privilége de posséder en permanence le terrible parasite. M. Rupprecht a en effet eu l'occasion d'observer, au mois de février 1864, pendant l'impression même de son ouvrage, une seconde épidémie, heureusement moins grave et moins étendue que celle de l'année précédente.

Le chef d'une imprimerie, son aide, son apprenti, et successivement toute sa famille, au nombre de huit personnes, furent atteintes de la forme bénigne de la trichinose. Le chat de la maison, après avoir dérobé un morceau de viande salée crue, fut atteint le même jour de cholérine et mourut, au commencement de la cinquième semaine, des suites de la maladie; les muscles atrophiés et pâles de l'animal contenaient des trichines enkystées.

Le porc, de race indigène, avait été abattu le 1er janvier 1864, et ni le boucher, qui lui-même fut légèrement atteint, ni le propriétaire du porc n'avaient jamais aperçu la moindre apparence de maladie sur lui. Il avait été élevé dans l'étable même avec du son, des pommes de terre, et en dernier lieu enfin avec du blé égrugé. Des trichines enkystées, mais en petit nombre (une ou deux seulement par milligramme), furent trouvées dans toutes les parties encore existantes de sa chair. La crétification des kystes était déjà assez avancée; il est donc probable que l'infection de ce porc était antérieure au mois de mars 1863, époque à laquelle il fut acheté d'un marchand de bétail; il avait alors dix-huit semaines.

Nous terminerons le chapitre des observations cliniques par l'indication de trois épidémies, dont l'une a précédé de plusieurs années la découverte de l'affection trichineuse. Les médecins n'ont été éclairés que plus tard sur la nature véritable de ces épidémies, dont la symptomatologie particulière les avait frappés.

La première a régné au mois de mai 1855 à Celle (Hanovre), la ville même qui a été tout récemment le théâtre d'une nouvelle petite épidémie. Voici ce que vient de publier à ce sujet le docteur W. Baring[1] :

« J'ai traité au mois de mai 1855 un garçon boucher, souffrant de raideur et de douleurs des membres, avec enflure érysipélateuse de la face, qui le rendait entièrement méconnaissable. La persistance des symptômes, l'absence de desquamation, et d'autres particularités contradictoires

---

[1] Lettre de Baring au docteur Schuchardt, rédacteur de la *Zeitschrift für praktische Heilkunde*. Hannover 1864, II^tes Heft.

ne m'avaient pas empêché de considérer ce cas comme un érysipèle, d'autant plus que dans la même maison d'autres cas d'érysipèle de la face s'étaient simultanément présentés. Mon honorable confrère, le docteur Scheller, avait en effet envoyé à l'hôpital quatre garçons du boucher M...., et l'on y a gardé le souvenir de leurs visages enflés. Le jeune boucher se rétablit au bout de trois semaines, et j'ai lu dans les registres de l'hôpital que les quatre autres sortirent guéris, après douze, dix-sept, vingt-trois et vingt-sept jours de maladie.

« M. M...., le maître boucher, fut moins heureux. Il parut atteint d'une affection typhoïde, à marche subaiguë, et ne recouvra l'usage de ses membres qu'après trois mois de souffrances et d'immobilité. Réputé pour un boucher très-consciencieux, il n'avait de tout temps tué que des porcs indigènes offrant toutes les garantie s de qualité.

« Ayant eu peu après accès dans une famille de fabricants, j'y entendis beaucoup parler d'une maladie à laquelle ils donnaient le nom barbare de *grosse tête*, qui leur aurait fait courir de sérieux dangers en mai 1855. Toute la famille se fournissait, depuis de longues années, de viande chez le boucher M..... Elle avait été atteinte, en même temps que celle du boucher, de symptômes analogues.

« Sur ma prière, Mlle D. B..., l'une des personnes de cette famille, m'a donné récemment, par écrit, des renseignements circonstanciés sur ce qu'elle éprouva alors.

« En mai 1855, elle avait été faire un séjour à Hanovre, mais elle en revint après quatre jours déjà, se trouvant très-souffrante. Au bout de quelques jours ses paupières s'étaient fortement gonflées, elle avait perdu tout appétit, avait beaucoup de soif, et sa langue, d'abord pointillée, était devenue brune et comme semblable « à un morceau de cuir. » Les membres étaient très-douloureux, très-enflés et donnaient au toucher l'impression que fournirait, selon son dire, « une pomme gelée. » La tête était lourde. Au bout de quatre semaines l'état s'était amélioré, mais il restait une grande faiblesse.

« Sa sœur avait perdu subitement connaissance à l'école, après avoir souffert plusieurs jours de violents maux de tête. Elle eut la tête plus enflée que la précédente, les autres symptômes furent moins intenses, bien qu'analogues ; la convalescence fut plus prompte.

« Une troisième sœur fut plus longtemps malade que les deux autres ; la sensibilité et la raideur des membres dura trois mois, et durant des années encore, elle reprit de temps en temps de l'enflure aux bras et aux mains. »

Le médecin, à qui nous empruntons ces détails, désireux de produire des preuves concluantes à l'appui de son diagnostic, entreprit tout récemment de nouvelles recherches sur ses anciens malades. Tous les garçons bouchers avaient malheureusement, depuis neuf années, quitté le pays. Quant au boucher M..., il fournit des réponses évasives. Mais Mlle D. B...., actuellement mariée et mère de plusieurs enfants, se soumit à l'exploration des muscles, laquelle eut, il est vrai, un résultat négatif. Faut-il pour cela nier la réalité de la maladie trichineuse ? Nous ne le pensons pas. L'épidémie avait été généralement bénigne. L'infection n'aura donc, selon toute probabilité, pas été très-profonde. Il faudrait, pour arriver, dans un cas de ce genre, à une solution définitive, faire des recherches sur une plus grande échelle et à des reprises différentes. Et, eût-on réussi à prouver l'absence des kystes, nous pourrions encore nous demander s'il est bien certain que dans tous les cas, au bout de neuf ans par exemple, ces kystes n'auront subi aucune résorption, et que l'individu, chez lequel ils auront une fois existé, est condamné à ne s'en plus débarrasser pour le reste de sa vie.

La seconde épidémie, bien plus importante, fut celle de Magdebourg, qui, durant cinq étés successifs, de 1858 à 1862, atteignit plus de 300 personnes. Pendant celui de 1862, un médecin, selon Sendler [1], avait soigné à lui seul soixante de ces cas. Les données, fournies par la seule autopsie qui fut faite, furent insuffisantes, la maladie n'ayant pas été reconnue et les investigations n'ayant dès lors point été dirigées dans ce sens.

Chez un homme robuste qui, pendant sa convalescence,

---

[1] Theodor Sendler, *Deutsche Klinik*, n° 27, 1862. — Dr Scholz, *ibid.*, n°s 49, 50, 51.

fut pris subitement de convulsions mortelles, l'autopsie ne fut pas autorisée.

Sendler, à qui nous devons des notions détaillées sur cette épidémie, crut reconnaître d'abord dans « cet œdème épidémique aigu du tissu cellulaire sous-cutané et des muscles» une forme particulière du sclérème des adultes, tout en convenant que la marche aiguë et fébrile, jointe au caractère endémique du mal, imprimait à l'affection un cachet tout particulier.

Le docteur Knoch[1], de Pétersbourg, qui vint (1862) en Allemagne pour observer, sur son théâtre principal, la maladie trichinaire, a prouvé que l'épidémie de Magdebourg devait avoir été une épidémie trichineuse. Sendler lui-même, après avoir pris connaissance du mémoire de Bœhler, adopta la même manière de voir, bien que la preuve matérielle, la constatation du parasite, n'ait pu être fournie. Diverses particularités, en effet, présentées par la maladie, entre autres la localisation par maisons ou par familles, ne sauraient guère être expliquées hors de l'hypothèse de l'infection trichinaire.

Une troisième épidémie enfin, d'une grande extension, a régné, selon Rupprecht, de 1859 à 1862, à Blankenbourg (Harz). Le docteur Scholz, tout en ayant méconnu la vraie nature des 278 cas qu'il fut appelé à soigner, en a donné, sous la rubrique de « grippe », une très-bonne description dans la *Deutsche Klinik*[2]. La symptomatologie a présenté une grande ressemblance avec l'épidémie de Magdebourg. La maladie a été, comme à Magdebourg, généralement bénigne; il y a eu deux cas seulement de mort, attribués par le médecin de Hettstædt à des pneumonies emboliques[3].

---

[1] Knoch, *Zeitschrift für wissenschaftliche Zoologie*, XII, 2. S. 255. 1862.

[2] *Deutsche Klinik*, 1862, nº 49.

[3] Le diagnostic de cette épidémie a obtenu tout récemment une sanction éclatante par la découverte de nombreux kystes faite sur l'un des malades de 1859, parfaitement bien portant d'ailleurs en apparence aujourd'hui, lequel consentit (avril 1864) à se soumettre à l'exploration musculaire : les trichines y étaient encore vivantes. L'examen fut fait par le docteur Griepenkerl, de Kœnigslutter (Brunswick).

4° *Étiologie.*

La maladie qui fait le sujet de nos recherches a toujours
été communiquée à l'homme par le porc trichineux. Le porc
est de tous les animaux celui qui se trichinise le plus aisément, en raison de la grande étendue de son tube intestinal. Il faut toutefois aussi admettre la possibilité, dans
certaines conditions données, d'une infection pour l'homme
par d'autres sortes de viandes.

La trichine se rencontre dans les muscles de divers animaux sauvages; tous ces animaux, sans exception, sont
des carnivores ou des omnivores, tels que le rat[1], la souris[1], le chat[2], la taupe[3], la corneille, le blaireau[4], le choucas[4], l'épervier etc., tous animaux dont l'homme n'a pas
l'habitude de se nourrir. La taupe est pour ainsi dire le
siége de prédilection des trichines, qui envahissent jusqu'à son cerveau. Le sanglier, dont la nourriture se compose de préférence de végétaux, doit peut-être à cette alimentation son immunité relative contre la trichine. Les
herbivores en général se trouvent dans le même cas. Si
certains herbivores, comme le lapin, s'infectent assez facilement, on notera qu'il faut, pour en obtenir la trichinisation, l'intervention de l'homme. Les herbivores dont
l'homme tire sa nourriture habituelle, tels que le bœuf, le
mouton, le cheval, ne logent jamais le parasite. La trichinisation artificielle présente même beaucoup de difficultés
chez ces animaux, et chez plusieurs d'entre eux elle n'a
jamais été suivie de résultat.

Leuckart[5] essaya vainement de communiquer la trichine
au mouton. Il ne réussit pas mieux sur le veau. Un veau

---

[1] Gerlach, Director der Thierarzneischule zu Hannover, *Trichinen*
(*Landwirthschaftliche Zeitung*, nᵒˢ 381 und 382. Hannover 1864).

[2] E. F. Gurlt, *Nachträge zu dem ersten Theile seines Lehrbuchs
der pathologischen Anatomie der Hausthiere.* Berlin 1849. S. 144.

[3] Jul. Vogel, *Pathologische Anatomie des menschlichen Körpers.*
Leipzig 1845. S. 422. — Herbst, *loc. cit.*, S. 183.

[4] Herbst, *loc. cit.*

[5] F. Mosler, *Helminthologische Studien und Beobachtungen.* Berlin 1864.

auquel il avait donné plus d'une livre de muscles trichineux, fut pris, sept jours après, d'entérite et mourut le onzième jour : la muqueuse intestinale était couverte de pseudo-membranes et était fortement hypérémiée ; mais il n'y avait aucune trichine dans les muscles.

Un jeune bœuf mangea, en plusieurs séances, 1220 grammes de muscles trichineux du porc et du lapin ; il fut tué deux mois après : résultat également négatif.

Ces expériences doivent nous prouver, parmi beaucoup d'autres, l'immunité des herbivores. L'homme pourra donc sans crainte se nourrir de ces animaux.

Le fait cité par Simon à propos de l'épidémie de Calbe paraît se trouver en contradiction avec le résultat des expériences de Leuckart. Deux de ses malades, en effet, ont été infectés par du bœuf. Deux autres cas du même genre, observés dans l'épidémie de Hettstædt, sont cités par le docteur Rupprecht. Récemment enfin à Leipzig[1], six ouvriers de l'imprimerie Grumbach furent atteints de la trichinose après avoir mangé du bœuf cru. On constata après coup que cette viande s'était trouvée en contact avec du porc trichineux, soit par l'intermédiaire du tranchet, soit sur l'étalage du boucher[2].

Nous avons à entrer dans quelques détails sur les préparations que l'on fait subir à la viande de porc.

Dans plusieurs contrées de l'Allemagne existe l'habitude de manger du porc cru. Les bouchers sont particulièrement friands du hâchis destiné à la fabrication des saucisses. C'est à cette ingestion que doivent être attribués la plupart des cas graves ou mortels que nous avons passés en revue dans le précédent chapitre.

Nulle part ce fait n'a été plus frappant que pour les épidémies de Bourg et de Hettstædt. Deux des personnes qui, à Bourg, avaient mangé du porc raclé cru étendu sur du

---

[1] Rupprecht, *loc. cit.*

[2] C'est également par suite du contact avec la viande infectée que l'on a vu la trichine se communiquer à des larves de mouches ; ce fait curieux a été observé aux écoles vétérinaires de Munich et de Dresde (Haubner, Professor an der Thierarzneischule zu Dresden, *Ueber die Trichinen*, 1864, p. 15).

pain, étaient tombées gravement malades : l'une, une cuisinière, mourut au bout de quatre jours ; l'autre, qui avait à peine touché à cette viande, en eut pour six semaines de maladie. D'autres membres de la même famille, qui avaient mangé de la même viande cuite ou rôtie, étaient restés bien portants. Onze des cent trois malades traités par le médecin de Hettstædt avaient mangé du hâchis ; il en mourut cinq, et les autres présentèrent tous la forme la plus grave de la trichinose.

Dans cette même épidémie, dix sujets prirent la maladie des cervelas[1]. Cinq d'entre eux furent atteints mortellement ; un sixième n'échappa à la mort qu'après avoir couru les plus grands dangers. La plupart de ces malades, tout en étant déjà atteints de diarrhée, avaient continué néanmoins l'usage du cervelas (le peuple de ces contrées attribue à cette charcuterie des propriétés anti-diarrhéiques), et avaient ainsi considérablement augmenté l'intensité du mal.

Les mêmes cervelas, placés pendant quelques minutes dans de l'eau chaude et superficiellement rôtis ensuite, infectèrent vingt-trois personnes, dont une mortellement, treize autres gravement. Il est avéré, ainsi que l'ont prouvé des expériences, que l'intérieur des tranches ainsi préparées reste presque entièrement crû.

Les saucisses rôties (*Bratwürste*) donnèrent la trichine à trois personnes ; les boulettes de viande, à quatre, dont deux furent sérieusement malades.

Les saucisses de sang et les boudins de foie, qui, à l'état normal, ne contiennent pas de chair musculaire du tout, ont été la cause de plusieurs cas d'infection à Dresde, à Calbe, à Bourg et à Hettstædt, sans doute parce qu'il s'était introduit des irrégularités dans leur fabrication.

Les malades de Bœhler avaient, pour la plupart, mangé du porc crû. Quant à ceux de Calbe, Simon affirme que sept seulement avaient mangé du porc crû ; les autres trente et un s'étaient nourris de saucissons rôtis ou de boulettes de viande cuite.

---

[1] Le cervelas est une saucisse épicée que l'on expose, avant de la manger, pendant une semaine, à une fumigation froide de 10 à 12 degrés.

Le fromage de cochon[1] (*Schwartenwurst*), charcuterie très-répandue parmi le peuple, devint quatorze fois la cause de la trichinose à Hettstædt.

Huit personnes tombèrent même malades après n'avoir mangé que du porc cuit. La viande trichineuse avait été cuite avec un légume dans une marmite fermée durant cinq à six heures.

On comprendra aisément la terreur qui dut saisir les populations en présence de tous ces faits, surtout après que l'administration prussienne de Mersebourg eut fait afficher publiquement que la cuisson n'offrait plus une garantie suffisante.

Une courte digression relative à ce qui se passe dans le fait de la cuisson devient ici nécessaire.

La préparation des saucisses et des jambons a subi en effet, depuis de longues années, des changements importants à signaler, puisque c'est en raison de ces réformes introduites dans la fabrication de la charcuterie que la trichine a pu, malheureusement trop souvent, pénétrer vivante dans notre organisme.

Autrefois l'on soumettait, jusqu'à l'obtention d'une espèce de bouillon, les saucisses à une *forte* cuisson. De même l'on rôtissait et l'on fumait plus longtemps qu'aujourd'hui. Ces procédés prudents et hygiéniques ont été abandonnés à mesure que la fabrication et la vente de la charcuterie ont passé des ménagères entre les mains des spéculateurs. Ceux-ci fabriquent pour une vente prompte et rapide ; les acheteurs d'ailleurs préfèrent en général la saucisse fraîche et succulente à la saucisse desséchée et longtemps fumée.

Dans ces nouveaux procédés de cuisson et de fumigation, l'action du calorique est rarement assez longue et assez in-

---

[1] Le fromage de cochon se compose de tous les restes de viande de porc dont le boucher veut se débarrasser ; il y ajoute ordinairement un peu de veau ou de bœuf. Le tout est soumis à la cuisson pendant près de deux heures ; on le hache ensuite, on y ajoute des épices et l'on en remplit l'estomac du porc. La pièce ainsi préparée est cuite à l'eau bouillante (*Wurstsuppe*) pendant trois quarts d'heure ; après quoi on la comprime pendant douze heures, pour l'exposer ensuite, comme le cervelas, à une fumigation froide de cinq à sept jours.

tense pour tuer des animaux doués d'une vitalité aussi énergique que la trichine.

La vitalité de la trichine est, on le sait, très-grande.
Rupprecht exposa des morceaux de chair trichineuse pendant une nuit à un froid de — 18° R., sans que les vers per-
dissent leurs mouvements. Leuckart les vit même résister
à 20° R. au-dessous de zéro : il soumit en effet de la chair
trichineuse à cette température durant trois jours et trois
nuits; après quoi elle fut de suite donnée à un lapin : celui-
ci mourut de trichinose au bout de quatre semaines.

Cette résistance vitale a néanmoins ses bornes. Elle ne saurait, en aucun cas, braver la température qui fait coaguler
l'albumine, ni à plus forte raison celle de l'ébullition de l'eau.
La trichine, Fiedler[1] nous l'a appris récemment, supporte
une température de 30 à 40° R.; elle ne meurt pas immédiatement à 50 ou 52° R., et il faut, pour la détruire, que
cette chaleur ait continué à agir sur elle durant cinq à dix
minutes. Mais toute température supérieure à 60° R. la tue
infailliblement. Or tout le monde sait que la viande, alors
qu'elle est censée cuite ou rôtie, contient souvent encore
dans son intérieur du sang et de l'albumine à l'état liquide,
ce qui prouve que la chaleur nécessaire à détruire le parasite, qui est également celle de la coagulation de l'albumine,
n'a point pénétré toute la pièce.

Küchenmeister[2] a vu qu'un grand morceau de viande
soumis à une cuisson d'une demi-heure présentait une température de 48° R. à l'extérieur et de 44° R. à l'intérieur.
Quand on prolongeait la cuisson d'une demi-heure encore,
la température extérieure montait à 62° ou 64° R. En morceaux plus petits, la cuisson d'une heure élevait la température intérieure à 59 ou 60° R.; celle des saucisses et des
côtelettes rôties pendant une heure était de 50°, et celle du
porc rôti, dont l'intérieur était resté saignant, de 52° R.

Ces chiffres, il est vrai, ne sauraient être établis comme
règle générale; mais ils doivent nous convaincre que bien
souvent, le plus souvent peut-être, la cuisson des grands
quartiers de viande ou celle des saucisses n'a pas pu être

---

[1] Fiedler, *Archiv der Heilkunde*, Jahrgang V, S. 27.
[2] Küchenmeister, *Zeitschrift*, II, S. 314.

continuée assez longtemps pour détruire ceux des vers qui se trouveraient dans la profondeur des fibres charnues.

Le jambon expose à de bien plus grands dangers encore que les autres espèces de charcuterie. L'habitude de manger le jambon cru, simplement salé et fumé, existe dans toute l'Allemagne du Nord. En France et particulièrement en Alsace, ce jambon est servi sous le nom de *jambon de Mayence* ou *de Westphalie.* Cette charcuterie, avant d'être vendue, est soumise à différents procédés de fumigation qu'il est important de signaler. Autrefois on avait l'habitude d'abattre les porcs en automne et d'exposer les jambons pendant tout l'hiver à la fumée. Ce procédé devait infailliblement tuer toutes les trichines, si le jambon en contenait. Il est généralement abandonné aujourd'hui, la consommation de plus en plus grande des jambons ne permettant plus de les conserver aussi longtemps. Un autre inconvénient encore détermina les fabricants de jambon à remplacer l'ancienne méthode par un procédé nouveau. Le jambon devenait en effet sec et assez dur, dès lors moins agréable au goût. D'après la méthode nouvelle, telle qu'on la pratique actuellement dans les centres mêmes de cette industrie, en Westphalie, le jambon est simplement enduit d'une couche de créosote, d'acide pyroligneux ou d'une substance empyreumatique quelconque, et sitôt vendu. Il est évident qu'un pareil procédé n'offre plus la moindre garantie. Les trichines qui se trouveraient dans l'intérieur d'un tel jambon doivent nécessairement rester vivantes.

Les expériences faites par Küchenmeister, de concert avec Haubner et Leisering[1], ont fourni les conclusions suivantes :

1º Les trichines sont tuées par une salaison prolongée des jambons, ou par une fumigation chaude des saucisses continuée pendant vingt-quatre heures ;

2º Elles résistent à une fumigation froide de trois jours, et il paraîtrait que la cuisson de la viande, du moment où elle ne dure point plusieurs heures, ne les tue pas infailliblement;

3º Une fumigation *prolongée* à froid des saucisses paraît détruire la vie des trichines.

---

[1] Haubner, Küchenmeister und Leisering, *Helminthologische Versuche.* Dresden 1863.

Leuckart, de son côté, soumit la cuisse d'un lapin trichineux à une insalaison de deux jours, puis à une fumigation de trois jours. Les lapins auxquels il donna à manger de cette chair restèrent bien portants, tout en s'étant infectés, mais à un faible degré. Cet expérimentateur est disposé à attribuer à l'action de la fumée une force destructrice plus grande qu'à celle de l'insalaison. Les faits cliniques ont en effet prouvé que les dangers du jambon salé mais non fumé sont presque les mêmes que ceux de la viande crue[1].

Nous ne voulons pas terminer ce chapitre sans dire encore un mot sur un élément étiologique possible, à savoir l'acclimatation des races. Des auteurs très-compétents voient en effet dans l'importation et le croisement des races étrangères avec le porc indigène une cause de propagation puissante de l'infection trichineuse. Il faut cependant se garder d'aller trop loin dans cette manière de voir. Le porc hongrois, d'abord soupçonné d'être l'importateur du parasite, ne paraît point être plus fréquemment infecté que le porc du pays. Nous n'avons, quant à nous, pu recueillir qu'un seul exemple dans lequel la maladie ait été communiquée par cette race, tandis que des contrées où l'importation de l'espèce hongroise a lieu sur une vaste échelle, comme par exemple en Bavière, n'ont jamais été le théâtre de la maladie trichineuse. La race anglaise, généralement élevée avec beaucoup de soin et de propreté, a néanmoins montré une malheureuse aptitude à l'introduction de la trichine sur le continent[2], par suite peut-être de ses rapports avec la race américaine. Leuckart pense en effet que l'Amérique du Nord est la vraie source de la trichine. Gerlach[3] enfin admet que le ver a dû arriver en Europe avec la petite race chinoise.

---

[1] *Gutachten des königl. Medicinal-Collegiums der Provinz Sachsen.* Magdeburg 1864.

[2] On remarquera que la découverte des kystes sur l'homme appartient aux Anglais : c'est l'Angleterre qui, avec l'Allemagne, a fourni le plus grand nombre d'observations. D'autre part, le porc qui porta la première infection dans la commune de Hettstædt était une truie croisée demi-sang anglais.

[3] Gerlach, *loc. cit.*

5° *Symptomatologie et diagnostic différentiel.*

A. SYMPTOMATOLOGIE.

L'examen attentif des observations de Zenker, Friedreich, Bœhler, Simon, Rupprecht, Behrens etc., a dû donner à tout lecteur dépourvu d'idée préconçue la conviction que la symptomatologie de la maladie trichineuse aiguë est si nette et tellement caractéristique, que dans la plupart des cas l'exploration microscopique n'est pas indispensable à l'établissement du diagnostic. L'apparition simultanée des cas par familles, par maisons ou par quartiers, laquelle, favorisée par certaines circonstances locales, prend même très-souvent le caractère endémique, est à coup sûr un des points les plus propres à éclairer le diagnostic; aussi pourrait on presque rejeter en principe l'examen au microscope pour ces cas-là, c'est-à-dire toutes les fois que l'infection trichineuse se manifeste par groupes ou par épidémies. Quelque précieux qu'ait été ce moyen pour démontrer la réalité de la nouvelle maladie, on devrait arriver à pouvoir restreindre son usage à certains cas sporadiques d'une étiologie douteuse.

L'observation de Friedreich, dont nous avons tracé le tableau comme un exemple type de la maladie, est à ce point de vue d'un enseignement très-remarquable. L'éminent clinicien n'hésita point à établir le diagnostic de ce cas sur les seules données de la symptomatologie et de l'étiologie, en face de douze cas de fièvre typhoïde qui se présentaient simultanément. Les explorations microscopiques n'eurent lieu que plus tard, à titre de contrôle, pour donner au diagnostic l'appui dont il avait besoin vis-à-vis des élèves et des confrères, moins disposés alors qu'ils ne le sont devenus depuis, à admettre la réalité de la maladie trichineuse.

Les auteurs qui, comme Bœhler, Simon, Rupprecht, ont donné une description générale de la maladie, se sont tous attachés à suivre la trichine dans les différentes étapes de son immigration. Nous n'adopterons, quant à nous, dans l'exposé des symptômes, cet ordre physiologique qu'autant qu'il servira à l'intelligence des phénomènes pathologiques :

c'est sur ces derniers que nous insisterons plus spécialement.

Nous diviserons la maladie en quatre périodes :

1° Période de l'irritation gastro-intestinale (*Stadium pro-
dromorum et infectionis*, Bœhler ; *Stadium ingressionis*,
Rupprecht).

2° Période de l'irritation musculaire (*Stadium immigrationis*, Bœhler ; *Stadium digressionis*, Rupprecht).

3° Période typhique (*Stadium immigrationis*, Bœhler ;
Stadium digressionis, Rupprecht).

4° Période de l'anasarque ou de l'œdème anémique (*Stadium obvelationis*, Bœhler ; *Stadium regressionis*, Rupprecht).

1° Période de l'irritation gastro-intestinale. — Cette période
coïncide toujours avec le début de l'infection trichineuse ;
mais elle se prolonge parfois fort avant dans la maladie. Elle
est tantôt légère, tantôt elle se manifeste avec toute l'intensité
d'une entérite ; sa durée ordinaire est de cinq à sept jours.
Les trichines avalées se dégagent d'abord des muscles qui les
renferment, et se meuvent librement dans le suc intestinal
sans occasionner, dans les premières heures, de désordres
apparents. Ceux-ci se déclarent aussitôt que les femelles,
devenues fécondes, commencent à déposer les embryons
sur la muqueuse intestinale. L'irritation provoquée à ce
moment par le contact de myriades de vers doit être évidemment en proportion avec leur nombre et avec le temps
qu'ils restent dans l'intestin. De là deux formes de cette
irritation gastro-intestinale, l'une légère, l'autre plus forte.

La forme légère, contre laquelle le malade réclame rarement le secours de l'art, est un embarras gastro-intestinal
simple, le plus souvent caractérisé par de la constipation,
de l'anorexie, une langue plus ou moins chargée, mais toujours humide, de la lassitude et des frissons. Cette forme
légère n'empêche pas toujours les malades de vaquer à leurs
affaires. Les uns, comme par exemple certains sujets de
Bœhler, parviennent à traverser ainsi toute la maladie dans
l'espace de deux à trois semaines sans même s'aliter ; d'autres, et notamment les plus robustes, peuvent néanmoins,
dans ces conditions, succomber aux complications dont il
sera question plus tard. Tous les auteurs s'accordent à dire

que la forme légère s'observe comme règle générale chez les enfants.

La forme grave a été surtout observée à Hettstædt, où, ainsi que nous l'avons vu, l'infection a été en général d'une grande intensité. La plupart des malades de Rupprecht furent pris, quarante-huit heures après le repas suspect, en général dans la nuit, de vomissements, de selles abondantes, accompagnées de violentes coliques. La maladie se signalait par des douleurs cardialgiques, des nausées, de la fétidité de l'haleine, de l'anorexie, des éructations, un malaise et un abattement général, des frissons suivis de chaleur, de l'engourdissement et de la pesanteur de tête, des vertiges. Chez plusieurs de ces malades les symptômes du début offraient les allures et l'intensité d'une véritable cholériné.

2° *Période de l'irritation musculaire.* — La seconde période de la maladie débute ordinairement par un œdème des paupières et de la face, qui, de l'aveu de la plupart des auteurs, se montre à partir du septième jour ou à la fin de la première semaine. Son apparition, dans les cas légers, se fait souvent attendre plus longtemps. Il se passe alors onze, quatorze, dix-sept et même vingt et un jours avant qu'on en remarque les premières traces. Dans d'autres cas, enfin, il manque tout à fait; ces cas, il est vrai, forment la grande exception; nous n'avons constaté en effet l'absence de ce symptôme caractéristique que dans deux observations, celle de Friedreich et celle de Behrens, tous deux cas d'une gravité pourtant incontestable.

L'explication du mode de production de cet œdème ne saurait offrir de difficultés sérieuses, si la simultanéité de son apparition subite et de l'immigration des embryons dans les muscles du cou et de la face pouvait être prouvée d'une manière péremptoire. Sur ce point les avis sont partagés: les embryons, d'après Fiedler, ne quittent pas l'intestin avant le dixième jour, tandis que Leuckart les a rencontrés le septième jour dans les muscles du cou chez des lapins. Virchow donne comme terme moyen une semaine pour l'acte de la génération. Nous-même avons rencontré les trichines à l'état embryonnaire dans les muscles des mâchoires et du larynx le dixième jour de l'expérience. Quelle est la raison qui a pu donner lieu à ces divergences d'opinions? Sans vouloir trancher la question d'une façon péremptoire, nous pensons qu'elle pourrait s'éclairer par ce fait que souvent peut-être les expérimentations auraient été tentées à l'aide de larves qui n'avaient pas encore atteint le degré de maturité nécessaire pour un accouplement immédiat, sitôt leur arrivée dans l'intestin. Toujours est-il que les larves à l'état mûr (*geschlechtsreif*) s'unissent promptement dans l'intestin. Le troisième ou le quatrième jour, les embryons sont prêts à commencer leur pérégrination vers leur demeure nouvelle. Ils ont donc, pour effectuer leur immigration dans les muscles de la tête, soixante-douze à quatre-vingt-seize heures, jusqu'au septième jour, époque de l'apparition de l'œdème. La distance à parcourir dans ce laps de temps est, chez l'homme, de 50 à 60 centimètres, ou, par heure, de 70 millimètres environ. Celui qui a eu l'occasion d'observer les mouvements des trichines sous le microscope, dans des conditions qui pourtant ne sont certes pas favorables à leur progression, comprendra aisément que les nématoïdes doivent pouvoir parfaitement franchir cette distance dans le temps indiqué. Leur apparition dans des régions éloignées au bout de trois ou quatre jours déjà, n'a donc rien de surprenant, et l'on peut parfaitement admettre que l'œdème palpébral n'est, dans la grande majorité des cas, que l'expression du trouble que l'invasion d'innombrables embryons vient porter dans la circulation capillaire de la région musculaire en question.

Les embryons, par l'effet de leur contact avec la substance musculaire, produisent une myosite ; les faisceaux primitifs, irrités par le travail inflammatoire qui a lieu à leur intérieur, se gonflent, et le myolemme s'épaissit. Cette augmentation de volume des éléments musculaires entraîne une compression du réseau capillaire interstitiel. Le mouvement circulatoire, dès lors entravé dans les vaisseaux capillaires profonds, s'active en compensation dans le réseau périphérique et cutané. L'hypérémie s'y produit et et avec elle une transsudation séro-albumineuse plus ou moins considérable au sein du tissu cellulaire sous-cutané, laquelle disparaît ordinairement au bout de cinq jours. Cet œdème collatéral atteint son maximum d'intensité aux paupières et à la face, c'est-à-dire dans les parties pourvues d'un tissu cellulaire lâche et abondant, sans interposition d'un fascia condensé qui le sépare de la couche musculaire. L'apparition de l'œdème est annoncée par une tension dans la région frontale, aux alentours des yeux et à la base du nez. Il n'est accompagné d'aucune douleur proprement dite ni de rougeur. Il atteint son maximum d'intensité chez les individus lymphatiques ou à peau transparente, tels que les femmes, les jeunes filles et les enfants, chez lesquels il envahit successivement le front, les tempes et enfin toute la face.

La conjonctive palpébrale et oculaire devient en même temps le siége d'un chémosis et d'une hypérémie catarrhale. Les yeux sont injectés et larmoyants; leurs mouvements deviennent douloureux. La photophobie, la mydriase manquent rarement. Ce sont là, avec la diminution de la faculté de l'accommodation, les symptômes qui indiquent que l'immigration des trichines dans les muscles de l'orbite est venue porter le trouble dans les fonctions de l'organe visuel lui-même. L'examen ophthalmoscopique a fait découvrir certains désordres au fond de l'œil et notamment à la papille du nerf optique, qui devient le siége d'un œdème caractéristique[1]. La couleur rouge du champ visuel est plus vive qu'à l'état normal; les limites de la papille s'effacent et deviennent souvent à peine visibles; les vaisseaux rétiniens sont fortement hypérémiés et présentent de légères sinuosités. Les insertions des muscles oculaires, à l'exception du petit oblique, se groupant autour de la gaîne tendineuse du nerf optique, on comprend que leur gonflement produise un œdème collatéral qui doit s'étendre à l'artère centrale de la rétine. Quant à la mydriase, elle paraîtrait, d'après Rupprecht, en rapport avec la disposition anatomique des muscles droits et obliques, dont l'insertion

---

[1] Les détails symptomatologiques ayant trait à l'œdème papillaire ont été fournis par le docteur Dürr, envoyé à Hettstædt par le gouvernement du Hanovre, qui a soumis à l'examen ophthalmoscopique quatorze des malades de Rupprecht (voy. *Zeitschrift für praktische Heilkunde, herausgegeben von* Dr B. Schuchardt. II^{tes} Heft, 1864. S. 230).

antérieure forme, ainsi qu'on le sait, un anneau tendineux fixé au pourtour de la sclérotique, à peu de distance de la cornée. Cet état se prolonge quelquefois fort avant dans la convalescence.

L'œdème, presque toujours bénin en tant qu'il reste limité à la face et aux yeux, affecte parfois une forme bien plus grave, alors qu'il vient à envahir les méninges ou la glotte.

L'œdème des méninges s'est produit, assez rarement il est vrai, chez des personnes atteintes d'obésité, surtout chez des femmes. Il résulterait, d'après Rupprecht, d'une forte immigration dans les muscles superficiels et profonds du cou; la peau du cou, par suite de l'infiltration du tissu cellulaire sous-cutané, dont elle est abondamment pourvue, se gonfle, devient dure, luisante, quelquefois d'un rouge foncé : les veines jugulaires, ne pouvant, sous l'influence de la compression, déverser aisément le sang de la tête, deviennent turgescentes; la coloration de la face devient livide. C'est dans ces circonstances que trois des malades de Rupprecht ont succombé à un œdème cérébral, vers la quatrième semaine de la maladie.

L'œdème de la glotte a été observé dans quelques cas comme symptôme concomitant de l'œdème du cou. L'un des malades de Rupprecht en fut atteint peu d'heures avant sa mort. L'immigration dans les muscles du larynx produit généralement l'enrouement, si fréquemment observé dans la maladie trichineuse[1].

Le tissu connectif du pharynx devient à son tour quelquefois le siége d'un œdème, provoqué par la pénétration des trichines dans les muscles de cet organe; par l'effet de l'occlusion momentanée de la trompe d'Eustache il peut en résulter une surdité passagère. Aucun des auteurs n'a décrit l'immigration dans les muscles des osselets; elle doit néanmoins être admise *à priori*, et pourrait dès lors facilement troubler les fonctions de l'organe de l'audition.

Quelques symptômes concomitants de l'apparition de

---

[1] Wunderlich, *loc. cit.*, p. 49. — Friedreich, *loc. cit.*, p. 399. — Bischoff, *Heidelb. med. Annalen*, VI, 2. — Henle, *Zeitschrift für rationnelle Medizin. Neue Folge*, VI, 2, 1855. — Virchow, *Archiv*, XVIII, p. 334. — Leuckart, *loc. cit.*

l'œdème trouvent ici leur place. La lassitude dans les membres, déjà observée au début de la maladie, augmente dans une proportion croissante. Les malades se plaignent de vertiges subits. La fièvre, qui s'était allumée vers la fin du premier septenaire, va en croissant, sans toutefois atteindre encore son maximum d'intensité (pouls, 84 à 120; respiration, 30 à 36; température, 38° centigr.). Le sommeil est agité ou abandonne complétement le malade; les enfants seuls font exception : ils restent, en effet, durant toute la maladie, plongés dans un sommeil continu. L'état gastrique ne subit pas de changement pendant la seconde période : ceux des malades qui étaient constipés dès le début, le sont encore; quant à ceux qui présentaient de la diarrhée, ils continuent d'avoir les mêmes évacuations par le bas, moins abondantes toutefois qu e dans le principe; les selles se produisent sans ténesme ni colique. Le ventre est sensible et ballonné.

Les transpirations sont, avec l'œdème, le symptôme le plus important et le plus constant de la deuxième période. La peau se couvre de sueurs abondantes, continues, acides et d'une odeur souvent nauséabonde. L'existence des selles diarrhéiques ne modifie nullement cette étonnante activité de la peau. On chercherait en vain l'explication de ce phénomène dans le ralentissement de l'activité respiratoire causé par l'état des muscles du thorax, non plus que dans la diminution très-prononcée de la sécrétion urinaire, qui nous paraît bien plutôt être, elle, le résultat de ces transpirations profuses. La véritable cause en est, comme pour l'œdème, l'irritation inflammatoire des muscles périphériques, laquelle détermine une hypérémie des glandes sudorifiques dans le voisinage de ces muscles. Les sueurs affectent souvent un caractère local et circonscrit, qui ne peut être expliqué que par l'invasion partielle et successive de certaines régions musculaires, telles que des muscles d'un des bras, d'une cuisse, du cou, d'un côté du thorax etc.

Des éruptions miliaires accompagnent souvent les sueurs : les canaux excréteurs, longs et étroits, des glandes sudoripares ne pouvant plus donner une issue suffisante à la perspiration relativement énorme qui s'y produit, on voit l'épiderme se soulever sous forme de vésicules.

Un autre ordre de symptômes, les contractures, s'applique plus spécialement à la pénétration des trichines dans l'intérieur même des faisceaux musculaires primitifs où se passe leur œuvre destructrice.

La myosite trichineuse coïncide en effet, dans la plupart des cas, avec l'œdème. Les premiers symptômes se montrent dès le commencement de la seconde semaine. Ils vont en croissant à mesure que les immigrations se succèdent, jusqu'au moment où la capsulation soustrait les fibrilles au contact de leurs hôtes dangereux. Cette capsulation, comme nous l'avons vu, a lieu ordinairement vers la quatrième semaine. C'est donc pendant la deuxième, la troisième et une partie de la quatrième semaine que les symptômes du traumatisme musculaire priment sur tous les autres. Les muscles de la nuque, du dos et des extrémités se gonflent ; ce gonflement suit une marche centrifuge, en ce sens que la tuméfaction se manifeste d'abord à la racine des membres avant de s'étendre à leur extrémité. Les muscles deviennent durs et tendus comme du caoutchouc, et extrêmement sensibles à la pression. Tous les mouvements volontaires sont, dans les cas graves, entièrement suspendus en raison des souffrances qu'ils occasionnent ; le décubitus dorsal est à ce moment la seule position que puisse supporter le malade.

La contracture des muscles fléchisseurs, constante à l'apogée de l'inflammation musculaire, est quelquefois accompagnée, à une époque avancée de la maladie, d'une raideur tétanique des muscles de la nuque, du dos et des lombes. Il y a assez fréquemment du trismus. Nous rappellerons que, dans nos autopsies de lapins, les muscles temporaux, masséters et ptérygoïdiens étaient des plus pénétrés.

La langue devient, dans cette même période de la maladie, en raison de sa nature éminemment musculaire, le siége de certains symptômes pathologiques qu'il est nécessaire de signaler. Elle se tuméfie et ne peut dès lors ni quitter la cavité buccale ni présider aux fonctions de la déglutition et de la parole ; la difficulté de la déglutition atteint son plus haut degré quand les muscles qui concourent à la composition du pharynx et dont il a été fait mention plus haut, ont, de leur côté, subi une immigration abondante.

Sous l'influence de l'inflammation des muscles thoraciques, les mouvements respiratoires deviennent irréguliers, ainsi que tous les actes qui dépendent de cette grande fonction organique ; le diaphragme se contracte, s'aplatit et, à l'apogée de la maladie, demeure parfois dans un état tétanique.

Dans quelques cas, les malades sont incommodés par un hoquet[1] ou par un éternuement spasmodique, qui puise sa source dans le même ordre de causes.

3° *Période typhique.* — Une troisième série de symptômes vient compliquer la forme grave dès le commencement de la quatrième semaine.

La fièvre subit une recrudescence notable. Le pouls s'élève de 112 à 144, la respiration à 40 et 44 ; la température atteint 39 ou 41° centigr. La constipation, si elle a continué jusqu'à ce moment, cède la place à la diarrhée. La langue devient sèche. L'entérite trichineuse se complique d'une irritation péritonéale[2], qui peut d'autant plus facilement en imposer pour une affection typhoïde, que le ventre est sensible et ballonné. Il y a une tendance au coma. Des escharres se produisent. Émission involontaire des urines. Délire. Le pouls devient insaisissable, filiforme ; la parole est incohérente. La carphologie et le hoquet annoncent une fin prochaine : celle-ci survient par suite de la paralysie des mouvements respiratoires.

Telle est la marche de la maladie dans les cas les plus graves. Dans d'autres, heureusement les plus fréquents, la cinquième semaine ouvre la période de la convalescence, dont nous allons nous occuper ci-dessous.

4° *Période de l'anasarque ou de l'œdème anémique.* — La convalescence s'annonce par une diminution notable de la fièvre. Le pouls tombe à 96-84, la respiration à 32-24, la température à 38°. Les cas où la fièvre n'a pas diminué d'intensité vers la cinquième semaine sont ceux où une pleurésie ou bien un catarrhe des bronches est venu peu auparavant compliquer la maladie. La pleurésie, à l'encontre

---

[1] Wunderlich, *loc. cit.*, p. 49.

[2] La péritonite est beaucoup plus caractérisée chez le porc que chez l'homme.

de ce qui se passe pour la pneumonie, a siégé le plus souvent du côté droit et n'a point offert en général de gravité
sérieuse ; le catarrhe bronchique présente également peu
de gravité, bien qu'il se prolonge généralement avec téna-
cité pendant plusieurs semaines.

A mesure que la fièvre diminue, les transpirations deviennent moins abondantes et perdent leur odeur spéciale. La
diurèse, jusqu'à ce moment peu abondante, reprend son activité normale ; les urines deviennent claires, acides et char-
gées d'urée ; elles ne contiennent jamais d'albumine[1]. La soif
diminue ; le sommeil revient. Les selles redeviennent normales, les mouvements des membres de plus en plus faciles.

L'appétit tarde pourtant à revenir ; la faiblesse est encore grande et l'on voit apparaître en général autour des
malléoles un œdème qui s'étend souvent aux parties sexuelles
et même jusqu'à la région ombilicale. Ce nouvel œdème est
sous tous points différent de l'œdème initial du deuxième
septenaire, dont la durée n'a été que de cinq à huit jours.
Il est d'autant plus étendu et plus prolongé que l'anémie,
dont il est l'expression, met plus de temps à disparaître. Si
l'appauvrissement du sang a été considérable, si la destruction du tissu musculaire a été profonde, l'œdème atteint les
proportions d'un anasarque ou d'une hydropisie générale.

Pendant la sixième semaine, les malades retrouvent défi-
nitivement l'usage de leurs membres et voient disparaître
le reste de sensibilité de leurs muscles. Cependant il arrive
parfois que la marche reste encore plus ou moins pénible
durant huit à quinze jours, en raison d'une douleur souvent
assez vive de la plante des pieds.

Le sommeil devient paisible et réparateur à partir du
moment où le décubitus latéral redevient possible. L'appétit
peut alors augmenter rapidement, et il devient souvent nécessaire de nourrir les convalescents entre les repas et
même la nuit, pour calmer la faim qui les tourmente. Les
aliments les plus indigestes peuvent, dans ces circonstances, être donnés impunément, et la diarrhée, si elle existe
encore, paraît ne point être aggravée par la quantité ni par
la qualité des aliments. Les malades reprennent alors visi-

---

[1] Rupprecht, *loc. cit.*, p. 73. — Simon, *loc. cit.*, p. 299.

blement leur embonpoint, et le poids du corps, qui en six semaines avait pu diminuer de 15 à 20 kilogrammes, reprend rapidement. La face voit reparaître sa coloration normale; la peau est le siége d'une desquammation abondante, qui s'étend au système pileux.

Les pupilles restent longtemps inertes et très-dilatées. Le catarrhe de la conjonctive palpébrale et un certain degré de difficulté dans l'accommodation subsistent généralement jusqu'à la huitième ou la dixième semaine.

Le plus grand nombre des malades peuvent reprendre leur travail vers la septième semaine.

Il a été remarqué que les convalescents ont une tendance très-prononcée à l'obésité. La transformation graisseuse commence chez eux dans l'intérieur même des faisceaux primitifs, où elle a joué un rôle important pendant la destruction des fibrilles; de là elle s'étend aux extrémités des capsules et au tissu connectif intermusculaire. La circonférence du corps augmente rapidement et les convalescents prennent souvent même un embonpoint hors de proportion avec leur degré encore peu prononcé d'énergie musculaire.

La pneumonie, dont il a été question plus haut, mérite que nous nous y arrêtions encore un moment. Cette complication s'annonce au commencement de la quatrième semaine par une douleur subite, ordinairement du côté gauche. Le pouls devient plus plein et plus fréquent; les mouvements inspiratoires, peu profonds et douloureux, s'élèvent à 40 ou 56. Les sueurs augmentent; il survient une toux, peu fréquente d'ailleurs, accompagnée d'une expectoration assez rare. Les crachats, à l'opposé de ceux de la pneumonie franche, se composent en grande partie de sang noirâtre. L'examen de la poitrine constate, à la base du poumon malade — ordinairement c'est le gauche — de la matité et des râles avec ou sans souffle. Cet état se prolonge quelques jours sans changement notable du côté des symptômes locaux; l'épuisement du malade augmente toutefois visiblement; le moindre mouvement aggrave la dyspnée, et la paralysie respiratoire survient, presque toujours sans délire, cinq ou six jours après l'invasion de l'inflammation pulmonaire.

Cette issue mortelle a été observée six fois sur sept cas, par Rupprecht. La pneumonie occupait cinq fois le poumon gauche ; une fois seulement le poumon droit, et une fois les deux poumons à la fois. L'autopsie constata dans le poumon malade un infarctus circonscrit, d'une forme conique, à base tournée vers la surface pleurale et à sommet dirigé vers la racine du poumon. Les branches de l'artère pulmonaire aboutissant à cet infarctus étaient remplies de caillots emboliques, à cheval sur les bifurcations du vaisseau.

L'origine de cette pneumonie, qui, d'après cela, doit être considérée comme embolique, est à rechercher jusqu'aux muscles mêmes envahis par le parasite. Les vaisseaux capillaires de ces régions sont en partie détruits ; le détritus des fibrilles fournit les premiers éléments d'un thrombus dont le volume augmente sous l'influence du travail inflammatoire. Le thrombus forme alors une proéminence dans le calibre d'un vaisseau capillaire plus considérable ; il s'y ramollit, tombe à son tour en détritus, et des fragments de ce caillot, entraînés par le torrent circulatoire, sont charriés de veine en veine, jusqu'à la veine-cave, dans le cœur droit, d'où ils pénètrent dans les ramifications de l'artère pulmonaire, pour s'y arrêter et constituer le noyau de l'infarctus. La tendance de cette pneumonie embolique à se former de préférence à gauche trouve peut-être son explication dans la disposition anatomique de l'artère pulmonaire. Ce vaisseau monte, comme on le sait, du côté gauche et en arrière de l'aorte, pour se bifurquer ensuite à angle droit. C'est dans cette direction en arrière et à gauche imprimée au torrent circulatoire que résiderait la clef du problème.

La pneumonie embolique a été observée comme cause directe de la mort dans la plupart des épidémies de trichinose : à Dresde (cas de Zenker), en Angleterre (Wood), à Plauen, à Hettstædt. Rupprecht rapporte entre autres l'histoire d'un jeune Américain d'une constitution athlétique, qui, dans la quatrième semaine d'une infection en apparence légère, puisqu'elle lui avait permis de ne point garder le lit, fut pris subitement de la pneumonie fatale ; il succomba sans même avoir toussé une seule fois.

B. Diagnostic différentiel.

La symptomatologie, dont nous venons de donner le tableau, paraît devoir mettre à l'abri de toute erreur diagnostique. Il est néanmoins presque constamment arrivé aux médecins appelés à soigner cette maladie, de la prendre, au début surtout, soit pour une fièvre typhoïde ou gastrique, soit pour une fièvre rhumatismale, soit même encore, comme à Hettstædt, pour une cholérine. Certaines épidémies, dont la nature trichinaire n'est plus douteuse aujourd'hui, ont été décrites, celle de Magdebourg par exemple, sous le nom d'*œdème aigu épidémique du tissu cellulaire sous-cutané (scleroma adultorum)* [1], ou bien (Blankenbourg) sous celui de *grippe* [2]; quelques cas enfin ont pu en imposer, de prime-abord, pour un tétanos . Ces erreurs ne pouvaient être commises qu'en présence d'une maladie nouvelle, telle que l'était, il y a peu de temps encore, la trichinose. Elles deviendront de plus en plus rares aujourd'hui que l'attention des médecins est éveillée sur ce point.

Nous pensons qu'il suffit, pour l'éviter, de signaler la possibilité d'une confusion avec ces diverses affections à symptomatologie si bien connue d'ailleurs.

La maladie a débuté parfois, comme à Hettstædt, par des symptômes tellement foudroyants, que l'idée d'un empoisonnement a dû se présenter à l'esprit. Le principe toxique des jambons et des saucisses (*Schinken- und Wurstgift*), dont parlent les traités spéciaux , sans qu'il ait été toutefois jusqu'à ce jour constaté chimiquement, mérite en effet une mention spéciale en raison même de certaines analogies, dans ses manifestations, avec celles de l'infection trichineuse. L'empoisonnement par les saucisses, assez fréquent dans certaines contrées de l'Allemagne, notamment en Souabe, présente, dans son invasion, des rapports avec la marche de la trichinose, et il paraît hors de doute non-seulement que les deux maladies ont dû être fréquemment confondues,

---

[1] Sendler, *Deutsche Klinik*, 1862, n° 27.

[2] Scholz, *Deutsche Klinik*, 1862, n°ˢ 49, 50, 51. — *Preussische Vereinszeitung*. Neue Folge. Mars 1860, VI, 8, et 1863, VI, 16, 17.

mais que certains symptômes propres à l'une se sont fortuitement glissés dans le tableau nosologique de l'autre.

Voici, selon Canstatt[1], les symptômes de l'empoisonnement dû aux saucisses ou aux jambons avariés : pâleur, grand abattement, pesanteur de la tête, avec vertiges ; faiblesse et grande sensibilité des yeux, mydriase, chromatopsie ; engourdissement des membres et des extrémités digitales, arthralgie ; sommeil agité ; sécheresse de la bouche et du pharynx, enrouement, sentiment de brûlure à la gorge et à l'estomac, gêne de la déglutition, cardialgie, nausées, vomissements, coliques, météorisme ; dysurie, ralentissement dans les battements du cœur, petitesse du pouls, angoisse précordiale ; sécheresse et teinte ictérique de la peau ; refroidissement des extrémités ; diminution rapide de la nutrition, œdème anémique.

L'invasion de la maladie est plus prompte que pour la trichinose, la durée généralement beaucoup plus courte, à marche continue et sans fièvre. La mort arrive par asphyxie ou au milieu de convulsions.

Telle est la physionomie de cet empoisonnement, qui depuis 1827 jusqu'en 1853 a atteint, dans le Wurtemberg seul, 400 personnes, dont 150 l'ont été mortellement. Sans être aussi fréquent dans les autres contrées de l'Allemagne, il est loin d'y être rare, surtout vers le printemps.

Comme exemple d'erreurs de diagnostic commises dans ces conditions, il suffira de citer les deux faits suivants.

En faisant l'été dernier l'extirpation d'un cancroïde du cou chez un malade venu de province, le professeur Langenbeck, de Berlin, fut frappé de l'aspect que présentait le muscle peaucier. L'examen microscopique démontra un nombre considérable de capsules trichineuses crétifiées. On s'enquit aussitôt des circonstances dans lesquelles avait pu s'opérer l'immigration des parasites, et voici ce que l'on apprit : en 1845, une commission composée de huit personnes s'était rendue à Jessen près de Mersebourg (Lusace) pour inspecter les écoles ; un repas de jambon, saucisses, fromage, veau rôti et vin blanc ayant été servi, sept des commissaires y prirent part ; le huitième était absent pendant la collation.

---

[1] Canstatt, *Handb. der med. Klinik*, II, p. 785.

Au bout de trois à quatre jours, les sept convives furent pris d'une diarrhée intense, de douleurs au cou, et d'œdème de la face et des extrémités. Chez quatre d'entre eux ces accidents furent mortels, et les trois autres, y compris l'opéré de Langenbeck, ne se rétablirent qu'après une longue maladie. Des rumeurs d'empoisonnement se répandirent. L'enquête ordonnée donna, de même que les autopsies, des résultats négatifs. Mais le public n'en resta pas moins convaincu que la charcuterie — le vin peut-être — avait contenu un germe d'empoisonnement, et le propriétaire de l'hôtel se trouva bientôt sans clients, au point qu'il dût quitter le pays[1].

Au mois de juin 1851 un certain nombre de personnes tombèrent malades aux environs de Hambourg, après avoir mangé du jambon. Trois d'entre elles succombèrent et plusieurs restèrent longtemps dans un état de grande faiblesse. Les recherches médico-légales n'eurent pas de résultat et l'on finit par admettre un empoisonnement par le jambon. On réussit à retrouver le jambon, dont l'origine put être suivie jusqu'au boucher qui en avait opéré la vente; il résulta des perquisitions faites, que cette viande avait été, en raison de sa qualité inférieure, vendue à vil prix; mais l'on ne parvint point à déterminer en quoi avait consisté cette infériorité de qualité. M. Tüngel[2], de Hambourg, trouva longtemps après, par l'étude très-soigneusement entreprise du dossier, que les symptômes et la marche de la maladie s'accordaient entièrement avec ce que nous connaissons aujourd'hui de ceux appartenant à l'infection trichineuse.

6° *Pronostic.*

Les épidémies dont nous avons pu contrôler la mortalité présentent à ce point de vue une gravité très-différente. La plus bénigne, celle de Plauen, compte 2 morts sur 30 cas (6 p. 100); celle de Calbe, 7 sur 38 (20 p. 100); celle de Hettstædt, 27 sur 158 (18 p. 100); celle de Bourg enfin, 11 sur 50 environ (22 p. 100). Ces chiffres n'ont évidemment

---

[1] *Deutsche Klinik*, 1863, n° 24. — Lücke, *Casper's Vierteljahrsschrift*, XXV, Heft 1, S. 102.

[2] C. Tüngel, *Virchow's Archiv*, 1863, XXVIII, 391.

pas une valeur absolue : car dans certains cas graves, la maladie a offert une tendance très-prononcée à la chronicité ; l'espace de temps qui nous sépare de ces épidémies est dès lors trop court encore pour qu'il soit permis d'établir une statistique bien rigoureuse. Voici comment M. Simon[1] s'exprime sur ce point : « Le pronostic est, d'après nos observations et celles d'autres auteurs récents, beaucoup moins favorable qu'on ne pouvait le croire jusqu'ici ; 7 de nos 38 malades sont morts ; la moitié au moins des 31 autres ont présenté les caractères d'un état grave, qui pourrait bien durer encore des semaines et des mois ; l'observation ultérieure montrera si les vers restés dans les muscles ne troubleront pas plus tard la santé générale et s'ils ne pourront pas devenir la cause d'une faiblesse musculaire permanente. »

Cette crainte, peu fondée à l'égard des personnes de constitution robuste et dans la force de l'âge, le devient davantage pour une époque plus avancée de la vie, et surtout si les malades sont d'une constitution débile, ou se trouvent affaiblis par des maladies antérieures.

La mortalité dépend, en tout premier lieu, du degré d'infection que le malade a dû subir. Nous avons vu que le mode de préparation de la viande est, à cet égard, d'une importance majeure ; le hachis, le jambon et le cervelas ont partout déterminé les cas les plus graves. Le médecin appelé à se prononcer sur la gravité d'un cas spécial, doit en outre prendre en considération l'intensité des douleurs musculaires, la tuméfaction, produite par l'état des muscles, l'œdème, les transpirations etc.

La fièvre est un élément grave, du moment où le pouls se maintient dès le début à 120. La pneumonie s'est toujours montrée comme une complication d'une extrême gravité, tandis que la pleurésie n'a qu'exceptionnellement entraîné des conséquences sérieuses.

La mort n'est arrivée que rarement avant et après la quatrième ou la cinquième semaine.

Relativement au sexe, la mortalité a été à Hettstædt dans la proportion de 8 pour les femmes et de 5 pour les hom-

---

[1] Simon, *loc. cit.*, p. 305.

mes. Les femmes appelées de préférence à manier les hachis destinés à l'usage culinaire, sont en effet, par cela même, plus exposées que les hommes; ceux-ci, d'autre part, possèdent dans l'eau-de-vie une boisson qui paraît jouir d'une certaine propriété palliative; plusieurs hommes qui avaient, tout en buvant des quantités notables d'eau-de-vie[1], mangé à Hettstædt des boulettes fortement trichineuses, ne furent qu'à peine atteints, tandis que les autres membres de leur famille tombèrent gravement malades; un d'entre eux qui avait bu deux bouteilles entières de vin rouge avant et après le repas, n'éprouva même aucune incommodité.

7° *Thérapeutique.*

Le traitement a deux indications à remplir :

1° Détruire ou expulser les trichines intestinales;

2° Détruire les trichines une fois qu'elles ont pénétré dans les muscles.

Les expériences de Fiedler sur des lapins ont démontré que les trichines peuvent atteindre leur maturité sexuelle dans l'intestin, à partir du deuxième ou du troisième jour. Les embryons peuvent dès lors déjà quitter leur mère au quatrième jour, pour aussitôt commencer leurs pérégrinations. En admettant que chez l'homme les choses se passent de la même façon, on aurait devant soi une semaine environ pendant laquelle on pourrait espérer prévenir l'infection fatale par une médication active. C'est généralement à dater du septième jour que se manifestent chez les trichineux les premiers symptômes dont nous avons donné plus haut la description. Malheureusement il n'arrivera que rarement que le malade vienne réclamer de prime abord le secours de la science, contre les symptômes légers du début. Le plus souvent il aura essayé, avant de s'adresser à l'homme de l'art, de se débarrasser de ses douleurs soi-disant rhumatismales par des remèdes anodins ou le plus souvent par des moyens populaires. L'œdème des paupières sera considéré comme une simple fluxion, ou passera même

---

[1] L'alcool tue, d'après Rupprecht, les trichines au bout de quelques heures.

dans l'abord inaperçu. Les cas où le malade se fera soigner avant le terme fatal de l'immigration consommée, ne devront donc former que la très-grande exception.

Quoi qu'il en soit, le praticien, une fois la maladie reconnue, doit tout d'abord agir comme si l'immigration n'avait pas encore eu lieu ; il est, en effet, de la plus haute importance de détruire, en tuant les trichines mères, la source de reproductions ultérieures dont la succession et la durée ne peuvent être d'ailleurs calculées qu'approximativement.

Il est impossible, dans l'état actuel de nos connaissances, de tracer les règles de deux traitements distincts, dirigés l'un contre les trichines mères, l'autre contre les trichines extra-intestinales. Il faut bien le reconnaître : la trichine une fois arrivée dans la profondeur des muscles se soustrait promptement à l'action des agents thérapeutiques les plus puissants, et cette immunité doit augmenter à mesure que le ver commence à s'abriter dans son kyste. L'influence protectrice de cette enveloppe est en effet très-grande longtemps même avant la crétification complète. L'expérience suivante en fait foi : Virchow[1] avait conservé des trichines enkystées, dans une solution d'acide chromique; cette solution, assez forte pour réduire à la coagulation les tissus musculaires environnants, n'avait nullement atteint les trichines dans leurs capsules au bout de huit jours; les mouvements des vers reparurent, en effet, aussitôt qu'ils furent exposés à une température de 30° R.

La médication fortement évacuante doit être, nous n'avons pas besoin d'y insister, la base d'un traitement rationnel ; et cela d'autant plus que les constipations sont la règle durant les premières semaines et que la diarrhée ne constitue que l'exception. Le traitement par les purgatifs devrait, selon nous, à moins de contre-indications majeures, être encore mis en usage, alors même que la présence prolongée des parasites aurait déterminé une entérite diarrhéique.

La plupart des médecins ont associé aux évacuants (calomel, huile de ricin) les vermifuges proprement dits, tels que la santonine, l'écorce de grenadier, l'extrait de fou-

---

[1] Virchow, *loc. cit.*, S. 44.

gère mâle etc. Küchenmeister[1] recommande le traitement suivant : le premier jour, calomel et jalap ; le lendemain, poudre de jalap et poudre de fougère mâle de chacune 2 à 8 grammes. Si le malade, à la suite de cette médication, n'a pas six ou sept selles liquides au moins, l'auteur fait répéter la même dose une fois encore ; il administre ensuite la térébenthine de Venise plusieurs jours de suite. Behrens[2] et Simon[3] se sont loués des effets de l'huile de térébenthine. Le calomel et l'huile de ricin ont été les deux remèdes principalement employés par Rupprecht. Ce médecin commence le traitement, qu'il y ait ou non diarrhée, par une forte dose de calomel, médication qui soulage toujours beaucoup le malade en le débarrassant d'une notable quantités de trichines mères et d'embryons ; l'huile de ricin mériterait ensuite, d'après Rupprecht, la préférence sur tous les vermifuges proprement dits ; l'huile d'amandes douces, particulièrement antipathique aux trichines, d'après Colberg[4], était donnée sous forme d'émulsion dans l'intervalle des prises de calomel.

Que dire maintenant du camphre, du sublimé, du soufre, du phosphore, de l'oxyde de cuivre, préconisés par les uns, rejetés par les autres ? Tous ces agents sont sans doute susceptibles, administrés à haute dose, de porter atteinte au parasite, mais alors aussi ils risquent de compromettre sérieusement le patient lui-même.

Les médecins qui ont eu à soigner des trichineux à une époque où l'on n'était pas encore éclairé comme aujourd'hui sur le degré de vitalité des trichines, se sont tous généralement loués des résultats de leur thérapeutique, de par le vieil adage « *post hoc ergo propter hoc.* » L'expérience physiologique et surtout les données de la chimie, loin de confirmer ces prétendus succès, sont au contraire venues montrer après coup combien sur cette question la thérapeutique est encore éloignée du but qu'elle se propose.

---

[1] Küchenmeister, *Deutsche Klinik*, n° 5, 1861.

[2] Behrens, *loc. cit.*

[3] Simon, *loc. cit.*

[4] Colberg aurait constaté que l'huile d'amandes douces tue les trichines au bout d'une heure.

Le remède qui, grâce surtout à Friedreich, a pendant un certain temps joui du privilége de passer pour le meilleur spécifique contre la trichinose, est le picronitrate de potasse[1]. Les propriétés vermifuges de ce sel sont incontestables; le tænia, si souvent rebelle à tant d'agents puissants de la matière médicale, a maintes fois cédé à son effet toxique spécial.

C'est en raison de ces propriétés que Friedreich l'avait employé chez son malade. Les trichines, toutefois, n'en restèrent pas moins vivantes dans les muscles, ainsi que les investigations successives au moyen du harpon l'ont prouvé pertinemment.

Les trichines mères peuvent-elles être détruites dans l'intestin par le picronitrate de potasse? Les expériences de Fiedler[2] paraissent avoir donné à cette question une solution négative; cet auteur a constaté que, placées dans une solution de 1 gramme de picronitrate de potasse sur 90 grammes d'eau, les trichines offraient des mouvements énergiques durant six heures, surtout lorsqu'on chauffait le verre; ces mouvements s'étaient notablement ralentis après dix heures, et ne cessaient tout à fait qu'au bout de douze heures.

Une série d'expériences sur des lapins trichinisés le fit arriver, d'autre part, aux conclusions suivantes : le picronitrate de potasse et celui de soude, administrés à haute dose, ne tuent les trichines ni dans l'intestin ni dans les muscles. Ces agents n'opposent en conséquence aucun obstacle ni au développement des trichines mères ni à l'immigration des embryons.

---

[1] Le picronitrate de potasse pénètre dans tous les tissus et leur donne une forte couleur ictérique. Un chien auquel on avait donné tous les jours, pendant huit semaines, 0gr,30 et plus tard 0gr,40 de picronitrate de potasse, mourut : on trouva que toute la muqueuse intestinale, les poumons, les reins, la vessie, l'endocarde, la muqueuse des bronches, le cristallin, le corps vitré, les centres nerveux seuls excepté, avaient une couleur ictérique intense (**H. Meissner**, *Beiträge zur Lehre von der Trichinenkrankheit* [*Schmidt's Jahrbücher*, 1863, n° 1, S. 45]).

[2] Fiedler, *Versuch über die Einwirkung des Natron und Kali-picronitricum auf Trichinen* (*Virchow's Archiv*, XXVI, 1863, S. 573).

Leuckart et Mosler[1], s'appuyant également sur des expériences, ont récemment appelé l'attention des médecins sur la benzine comme étant destinée à jouer un nouveau rôle dans le traitement de la maladie trichinaire.

La benzine fut donnée à un homme robuste et bien portant, afin de constater l'effet sur son organisme de cet agent médicamenteux ; le remède à la dose de 30 à 40 gouttes n'occasionna pas de symptômes pathologiques ; cette quantité dépassée, la benzine provoqua des renvois, des nausées, du vertige, de la céphalalgie et une accélération du pouls. Mosler en conclut que l'on peut sans danger administrer 4 à 6 grammes de benzine dans les vingt-quatre heures (10 gouttes toutes les trois heures). Des doses plus élevées provoquent sur les animaux de violents vertiges et entraînent la mort par la paralysie des muscles respiratoires.

Aucun des agents essayés directement contre la trichine n'avait eu d'ailleurs un résultat qui pût être comparé à celui obtenu par la benzine. Mosler pense donc qu'on ne doit se laisser effrayer ni par les dangers de son administration ni par le mauvais goût du remède qui, au besoin, peut être masqué par l'incorporation dans une capsule gélatineuse.

L'huile animale de Dippel exercerait pourtant, d'après les expériences de Fiedler, un effet destructif à peu près analogue à celui de la benzine : les trichines sont tuées par ces substances dans l'espace de trois à six heures, et leurs organes réduits à une masse amorphe et trouble ; les kystes s'isolent promptement des faisceaux primitifs et leur contenu se coagule.

Voici le résultat des expérimentations faites par Mosler sur un certain nombre d'autres substances encore.

L'huile rectifiée de térébenthine ne tue pas les trichines musculaires après trente heures d'immersion.

Elles ne résistent point au chloroforme pur au delà de cinq heures.

Elles furent trouvées vivantes dans la solution arsénicale de Fowler au bout de trente heures. Elles vivent au delà de quarante-huit heures dans un mélange de santonine

---

[1] Fried. Mosler, *Helminthologische Studien und Beobachtungen.* Berlin 1864.

2 grammes, huile de ricin et huile d'olive, de chacune
8 grammes.

L'extrait de fougère mâle à 4 grammes, avec gomme
arabique et eau distillée, de chacun 15 grammes, ne les tue
point, dans l'espace de trente heures.

Une forte décoction d'écorce de grenadier, 8 grammes
sur 15 grammes d'eau, donne le même résultat.

Dans l'iodure de potassium, 2 grammes sur 30 grammes
d'eau, les trichines vivaient après trente heures.

Dans une solution de carbonate de potasse, 8 grammes
sur 30 grammes d'eau distillée, elles avaient cessé de vivre
au bout de vingt heures.

Une solution concentrée de chlorure de sodium tuerait
les trichines au bout d'un quart d'heure d'après Colberg, au
bout d'une à deux heures d'après Rupprecht. Le sel de cui-
sine serait donc un antidote. On sait cependant que la viande
salée, notamment le jambon, a très-souvent communiqué
la trichinose.

Les trichines que Fiedler exposa à l'action de l'alcool, de
l'acide pyroligneux, du vinaigre, moururent plus vite que
celles mises en contact avec la solution de picronitrate de
potasse.

La destruction également assez prompte des trichines
par la glycérine, signalée d'abord par Fiedler, a été vérifiée
par nous-même à plusieurs reprises. Les jeunes trichines,
dans nos expériences, se ratatinaient aussitôt qu'elles étaient
mises en contact avec la glycérine. Les plus grandes exécu-
taient quelques mouvements convulsifs et restaient au bout
de quelques minutes dans une immobilité absolue, après
s'être enroulées en spirale.

La glycérine serait d'après cela un moyen des plus actifs
pour détruire promptement les vers dans l'intestin, à moins
toutefois que le suc gastrique et le mucus intestinal ne
vinssent à neutraliser plus ou moins cette action vermifuge
spéciale. Des recherches sur des animaux ou des faits cliniques seront nécessaires pour fixer plus nettement ce point
de son histoire.

8° *Prophylaxie.*

La thérapeutique — on l'a vu dans le précédent chapitre — ne possède pas encore de moyens bien sûrs pour combattre les ravages de l'infection trichineuse. Nous apprendrons peut-être un jour à détruire à son origine le germe de cette redoutable maladie. Dans l'état actuel de la science, c'est dans la prophylaxie qu'il faut chercher une barrière contre les progrès menaçants du mal.

Les mesures prophylactiques peuvent être résumées sous les quatre chefs suivants :

1° *Abolition complète de l'usage de la viande de porc.* La loi mosaïque, qui interdit la chair de porc comme provenant d'un animal immonde[1], a été dictée par une sage expérience. Les révélations de la science moderne nous montrent combien le grand législateur avait eu raison de défendre cette viande à ses coreligionnaires. Les fondateurs du bouddhisme et de l'islamisme ont prescrit avec rigueur cette même abstention.

Il ne peut de nos jours être question de la stricte application d'une pareille mesure, qui priverait le pauvre de son aliment le plus économique. Quant à ceux pour lesquels cette viande n'est qu'un hors-d'œuvre (jambon ou saucisse), il leur serait plus facile de revenir à la loi de Moïse.

2° *Prévenir l'infection trichineuse chez le porc.* Nos connaissances sur l'origine première de la trichine n'étant encore en grande partie que des conjectures, les mesures hygiéniques à mettre en usage pour en préserver les porcs, se réduisent aux généralités suivantes :

Donner dans l'élevage de ces animaux[2] la préférence à la pâture de glands ou de châtaignes.

Entretenir la plus grande propreté dans les étables ; celles-

---

[1] *Lévitique* XI, 7; *Deutéronome* XIV, 8.

[2] Ce système d'élevage est assez général dans certaines contrées du midi de la France; la chair des animaux ainsi nourris est, ainsi que le savent parfaitement les bouchers, incontestablement la meilleure. C'est de ces porcs que l'on fabrique les saucissons d'Arles et les salamis de Lyon, seule charcuterie qui se livre en France à l'état crû.

ci ne doivent avoir aucune communication avec les lieux d'aisance.

Donner enfin une chasse active aux rats et aux souris qui en fréquentent les abords.

3° *Examen microscopique de toute viande de porc avant de la livrer à la consommation.* La question de l'opportunité de cette mesure et du mode le plus avantageux de son application est, à l'heure qu'il est, l'objet de vives discussions au delà du Rhin. Il se présente, en effet, de grandes difficultés dans sa mise en pratique, et, disons-le de suite, son exécution rigoureuse nous paraît presque impossible. Il est vrai que l'exploration des porcs dans les abattoirs peut offrir quelques garanties ; mais il est des villes, des communes, où les abattoirs font défaut.

Quelques auteurs et notamment Virchow[1] mettent en avant l'examen microscopique comme la seule et véritable ancre de salut. Nous ne pouvons, quant à nous, partager l'opinion de l'illustre professeur. La mission de vérifier la qualité de la viande des porcs appartiendrait, selon Virchow, aux médecins, aux vétérinaires, ou aux personnes préposées à la surveillance des abattoirs. Or les médecins, évidemment les meilleurs juges en fait de microscopie, ne pourraient que bien difficilement se charger de passer tous les jours quelques heures à l'abattoir de la ville[2]. Il en est de même des

---

[1] Virchow, *loc. cit.*

[2] Nous parlons ici par expérience. Dès le 25 janvier 1864, nous avons, avec l'autorisation de M. le maire de Mulhouse, fait une série de recherches microscopiques sur les porcs qui servent à l'alimentation publique ; nos observations portent sur un ensemble de 108 porcs, qui provenaient, pour la plupart, des départements du Doubs, de la Haute-Saône, des Vosges et de la Meurthe. L'âge de ces animaux était en général de neuf mois à deux ans.

Le choix des parties à explorer est un point d'une certaine importance ; car la trichine, bien que se répandant dans tout le système musculaire, offre, ainsi que nous l'avons vu d'ailleurs dans nos expériences sur les lapins, une sorte de prédilection pour certains muscles — et même dans un muscle donné — des points qu'elle envahit de préférence, le voisinage des attaches tendineuses par exemple. Notre examen portait donc chaque fois sur les muscles des yeux, ceux des mâchoires, les muscles intercostaux, ceux de l'abdomen, puis enfin

vétérinaires. Qu'attendre ensuite des préposés aux abattoirs, individus pour la plupart dépourvus de toute connaissance relativement au maniement du microscope? Ne faudrait-il pas s'attendre à les voir fréquemment commettre des erreurs[1], pour ne point parler de la négligence ou de la fraude même qu'ils pourraient mettre dans l'exercice d'une opération délicate, dont ils se lasseraient infailliblement à la longue? L'infection trichineuse est heureusement, en effet, rare, très-rare même relativement, chez les porcs. On en examinera à coup sûr plusieurs centaines, plusieurs milliers, sans en trouver un qui soit infecté; il en arrivera ensuite un qui, examiné avec négligence, échappera peut-être à l'observateur et pourra empoisonner toute une population. Ceci peut arriver — les doubles épidémies de Plauen et de Quedlinbourg le prouvent — dans les localités mêmes dont la population est tenue en éveil et où par conséquent toutes les mesures sont prises. A plus forte raison y sera-t-on exposé partout ailleurs, où la surveillance publique aura de la tendance à s'endormir, à la suite d'une longue série de recherches infructueuses faites sur une large échelle.

On notera d'ailleurs qu'un nombre notable des porcs introduits dans les villes, ont été abattus dans les campagnes, puis apportés par quartiers, pour être partagés plus complétement soit par le boucher, soit même directement dans les maisons bourgeoises[2]; ceux-là échappent donc forcé-

---

ceux de la cuisse. Nous avons constaté de la sorte l'absence complète des trichines sur tous ces porcs. Or un porc qui ne présente pas de trichines dans les muscles ci-dessus indiqués en est positivement exempt, et peut être livré à la consommation sans danger aucun.

[1] Une erreur qui est souvent commise par celui qui n'a point l'habitude du microscope consiste à confondre les kystes avec les corpuscules de Rainey, déjà mentionnés précédemment. Ces corps se rencontrent au moins dans la moitié des porcs; ils forment des utricules cylindriques assez semblables aux kystes trichineux; leur intérieur est rempli de petits points brillants dont la nature est encore inconnue. Les corpuscules de Rainey, parfaitement inoffensifs, n'altèrent jamais les fibrilles musculaires primitives.

[2] La quantité de viande de porc introduite toute dépécée dans la ville de Mulhouse s'est élevée, en 1863, à 28,283 kilogr. 5441 porcs, d'autre part, ont été tués à l'abattoir et représentent un ensemble de

ment, de même que tous ceux que consomment les campagnards et les habitants des villes dépourvues d'abattoirs, à la surveillance des préposés spéciaux.

Le professeur de Berlin voudrait, il est vrai, étendre ces mesures prophylactiques au dehors des villes; il recommande l'introduction du microscope chez le pharmacien, chez le vétérinaire des villages. A leur défaut, le maire, le maître d'école, le curé, un propriétaire intelligent quelconque devraient, dit-il, apprendre à se servir de cet instrument, dans les limites bien entendu que comporte ce but spécial. Ce sont là sans doute des conseils excellents, mais dont tout le monde comprendra la grande difficulté d'exécution, surtout alors qu'ils revêtiraient le caractère et subiraient la pression d'une mesure administrative.

4° *S'abstenir de manger le porc à l'état crû.* L'habitude de manger le jambon crû est très-répandue dans l'Allemagne du nord, tandis que dans les provinces méridionales, en Autriche, en Hongrie etc.; on a généralement l'habitude de le fournir à l'état cuit comme en France. C'est là sans doute un des motifs pour lesquels les cas de trichinose se sont surtout montrés dans le nord.

Le jambon se prête d'une manière parfaite et rigoureuse à l'examen microscopique. Le saucisson se soustrait, au contraire, bien davantage à la surveillance et se trouve être dès lors beaucoup plus dangereux. Les bouchers, en effet, font d'habitude entrer dans sa composition, de la viande provenant de plusieurs porcs à la fois, ou même une quantité plus ou moins considérable de bœuf. Il en résulte que l'examen microscopique, pouvant porter sur l'un de ces éléments seulement à l'exclusion des autres, perd une grande partie de sa valeur.

La cuisson, pour offrir une garantie complète, doit être

485,802 kil. Le total de la consommation a donc été de 514,085 kil. Ce chiffre est supérieur à la consommation du veau, qui a été de 430,295 kil. ou de 5763 têtes, et inférieur à celui du gros bétail, représenté par 1,988,444 kil. ou 3385 têtes. La consommation du porc est relativement bien supérieure dans certaines villes de l'Allemagne : elle est, par exemple, de 13,200 têtes à Augsbourg, de 29,000 à Nuremberg, de 35,000 à Munich, de 119,000 à Berlin etc.

assez prolongée pour que l'intérieur du jambon soit exposé à une chaleur de 60° R. ; or le jambon, en raison de sa compacité, ne s'échauffe que très-lentement. Il serait bon, d'autre part, d'exposer la viande destinée à la cuisson à l'action du vinaigre et de l'eau pendant un certain temps, afin de la ramollir et de provoquer la dissolution préalable des capsules.

Les jambons crûs, pour devenir inoffensifs, devront être soumis, de même que les saucisses, après l'insalaison, à une fumigation chaude et prolongée.

Quelque importantes que soient, au point de vue prophylactique, les précautions hygiéniques que nous venons d'énumérer, la difficulté de leur mise en exécution n'en reste malheureusement pas moins évidente ; car toujours les préjugés, la négligence, voire même la spéculation, viendront, dans un cas donné, à éluder les prescriptions les plus sages et à méconnaître les conseils les mieux intentionnés.

Encore une fois, la seule prophylaxie réellement efficace serait de ne plus manger du porc ni crû ni insuffisamment cuit.

Appendice.

Une courte digression sur le terrain de la médecine vétérinaire nous semble le complément nécessaire de notre travail. Elle a rapport à l'étiologie et au diagnostic de la trichine chez le porc.

1) *Quelles sont les conditions qui peuvent introduire la trichine dans l'économie du porc ?*

Nous avons établi, dans le chapitre relatif à l'étiologie, que plusieurs animaux sauvages portent des trichines ; nous avons cité à cet égard la taupe, le rat, la souris et quelques oiseaux de proie. Les helminthographes, il est vrai, ne sont pas nettement édifiés encore sur la question de savoir si chez tous ces animaux se rencontre la même espèce trichineuse ; ils ont, au contraire, admis un *trichina affinis* comme ayant été quelquefois confondu avec le *trichina spiralis*.

De tous les animaux, ce serait, d'après Herbst[1], la taupe qui renfermerait le plus souvent la trichine. Virchow et

---

[1] Herbst, *loc. cit.*

Leuckart toutefois doutent de l'identité de ces trichines avec celles de l'homme et du porc. La trichine de la taupe se loge, en effet, volontiers dans le foie et même dans le cerveau, tandis que la trichine chez l'homme ne dépasse jamais les muscles, ainsi que nous l'avons dit en temps et lieu.

Pour pénétrer plus avant dans la question, il nous faudrait avoir sur l'histoire naturelle de la taupe des notions plus complètes. Les mœurs de cet insectivore nous sont encore peu connues. La grande masse de nos cultivateurs, le prenant pour un herbivore, conséquemment préjudiciable aux produits agricoles, lui ont déclaré une guerre à outrance. Les travaux de Gloger[1] nous ont appris que la taupe est bien au contraire un animal qui rend des services très-réels à l'agriculture en détruisant de grandes quantités de larves de hannetons, de vers de terre, d'escargots, de souris, de jeunes rats etc. Il est probable d'après cela que la taupe prend la trichine par l'intermédiaire de sa nourriture habituelle, tout comme elle la transmettrait de son côté au porc.

Il y aurait, selon toute probabilité, à chercher dans un rang inférieur de l'échelle zoologique l'origine primitive de la trichine[2].

Les vers de terre, les escargots, les sangsues même, portent très-souvent sur eux des parasites; un petit ver nématoïde l'*anguilluta lumbrici* (Diesing) ou l'*ascaris minutissima microscopica* (Gœze) qui habite le ver de terre, a été souvent confondu avec le *trichina spiralis*. Récemment encore, M. Langenbeck[3] (de Hanovre) a pensé que la trichine n'est rien autre que cet *ascaris minutissima*, dont cependant elle diffère notablement par sa forme et son organisation.

---

[1] Gloger, *Die nützlichsten Freunde der Land- und Forstwirthschaft unter den Thieren. Zur Belehrung für Landleute und Landschullehrer*, S. 9. Berlin 1859. — *Kleine Ermahnung zum Schutze nützlicher Thiere als naturgemæsser Abwehr von Ungezieferschäden und Mæusefrass.* Berlin 1862. S. 7.

[2] On a pensé aussi que la trichine pourrait être transmise au porc par les betteraves. On trouve en effet assez fréquemment sur cette racine un petit ver semblable à la trichine et dénommé pour cela *trichine des betteraves*. L'expérience physiologique est appelée à sanctionner le plus ou moins de valeur de cette hypothèse.

[3] *Allgemeine Wiener medic. Wochenschrift.*

Nous avons dit que les herbivores ne présentent jamais la trichine. Le porc sauvage, qui se nourrit de préférence, comme chacun le sait, de glands, de racines, de fruits des champs et de blés, paraît partager ce privilége, tandis que le porc domestique, moins scrupuleux dans son choix, accepte tous les aliments, même les plus immondes[1]. Or on a remarqué que dans les contrées où le système des pâturages est appliqué sur une vaste échelle à l'élève des porcs, comme en Westphalie, la trichine est inconnue.

En Saxe, au foyer principal de la maladie trichineuse, on éleve, au contraire, de même que dans beaucoup d'autres pays, les porcs à peu près exclusivement dans les écuries et dans les cours; ces endroits sales et insalubres deviennent souvent de vrais foyers d'infection, surtout quand on laisse les porcs se nourrir de leurs déjections ou de celles de l'homme. Il va sans dire qu'un porc trichineux devra transmettre le parasite à ses congénères par les embryons et trichines mères que ses excréments pourront contenir à un moment donné.

2) *Peut-on reconnaître la présence des trichines sur le porc vivant?*

Il appartient aux professeurs des écoles vétérinaires de nous éclairer sur ce point.

Haubner, Küchenmeister et Leisering[2], après avoir fait de cette question le sujet de nombreuses expériences, sont arrivés à la conviction que l'infection trichineuse ne se trahit sur le porc par aucun signe spécifique. Les animaux sur lesquels l'infection était de date récente perdirent quelquefois l'appétit, devinrent raides, immobiles, parfois même comme paralysés; la diarrhée a été observée chez plusieurs;

---

[1] Un fait dont l'interprétation paraît impossible dans l'état actuel de la science est que certains porcs domestiques jouissent de la même immunité. Un porc nourri à différentes reprises de grandes quantités de viande trichineuse, à l'école vétérinaire de Dresde, resta parfaitement sain, tandis que ses congénères s'infectèrent abondamment (Haubner, Professor an der Thierarzneischule zu Dresden, *Ueber die Trichinen*, S. 14. Berlin 1864).

[2] Haubner, Küchenmeister u. Leisering, *Helminthologische Versuche*, S. 5. Dresden 1863.

pour la plupart d'entre eux la présence des trichines ne se trahissait par aucun désordre sérieux; ils mangeaient et buvaient comme les autres non infectés.

L'exactitude des expériences de Haubner, Küchenmeister et Leisering a été confirmée par ce fait que les bouchers, en général très-aptes à juger de l'état sanitaire des bestiaux qu'ils sont appelés à abattre, ont le plus souvent été atteints les premiers par le mal, dont ils n'avaient pu deviner l'existence; c'est ainsi que le porc qui a répandu la première infection à Hettstædt, avait passé par les mains de cinq bouchers, qui l'avaient simplement jugé d'un prix trop élevé, avant d'être acheté par celui qui devait en devenir une des premières victimes.

Les phénomènes de la capsulation ont été beaucoup moins étudiés sur le porc que sur l'homme, et la médecine vétérinaire n'a pas encore dit son dernier mot sur ce point. On a conseillé d'aller à la recherche des kystes à la base de la langue. Mais nous ne croyons pas que ce mode d'investigation ait jusqu'ici fourni des résultats satisfaisants. La capsulation, à en juger d'après les données expérimentales, doit se faire plus lentement que chez l'homme; cette transformation n'avait pas eu lieu encore sur un porc tué par Leuckart au bout de cinq semaines; sur un autre elle s'était accomplie en quelques endroits au bout de neuf semaines; sur un troisième elle était loin d'être générale après dix-sept semaines.

Que dirons-nous enfin de la crétification? Se fait-elle chez le porc de la même manière que chez l'homme et dans le même espace de temps? Ici encore la science est muette. Il est probable que la transformation calcaire met des années à se compléter, et que rarement on laisse atteindre aux porcs un âge assez avancé pour que la présence des capsules trichineuses puisse y être reconnue sans l'aide du microscope. S'il en était autrement, les cas d'infection eussent été sans doute moins fréquents.

Gerlach[1], qui s'est occupé spécialement de cette question, doute de la possibilité de jamais reconnaître dans la viande de porc l'existence des capsules crétifiées sans l'aide du microscope. La couleur des chairs du porc est en effet très-

---

[1] Gerlach, *loc. cit.*, S. 407.

différente de celle des muscles de l'homme ; ces derniers sont généralement d'un rouge vif, sur lequel les points blancs formés par les kystes tranchent nettement. La chair du porc au contraire, toujours plus ou moins infiltrée de cellules graisseuses, prend facilement une teinte pâle, grisâtre, qui doit rendre la découverte des kystes crétifiés bien difficile, sinon impossible, sans l'aide du microscope.

Explication des planches.

PLANCHE I.

Fɪɢ. 1. Pièce provenant du muscle masséter de notre deuxième lapin. On y voit la trichine à divers degrés du développement de la larve, lesquels correspondent aux immigrations successives; quelques-unes sont encore presque à l'état embryonnaire; d'autres, en petit nombre, sont déjà enkystées. Les fibrilles primitives n'ont pas encore subi d'altérations pathologiques notables, en raison du court espace de temps qui s'est écoulé depuis le commencement de l'expérience jusqu'à l'autopsie de l'animal; cette dernière circonstance explique aussi le petit nombre des kystes. Grossissement de 150 diamètres.

Fɪɢ. 2. Trichine musculaire à son développement complet (d'après une photographie prise au microscope par M. E. Gros-Renaud.)

Grossissement de 320 diamètres. Voir, pour les détails de la description anatomique, le chapitre *Histologie*.

Fɪɢ. 3. Trichine (adulte, intestinale) mâle. Grossissement de 150 diamètres.

Fɪɢ. 4. Trichine (adulte, intestinale) femelle, pleine d'ovules et d'embryons, dont on voit une partie s'échapper par l'orifice vulvaire, situé vers le tiers antérieur de l'animal.

PLANCHE II.

Fɪɢ. 1. Pièce provenant du biceps du sujet de l'obs. VIII, de M. Bœhler, dont un fragment nous avait été adressé en communication. Elle montre des trichines enkystées depuis près de deux ans : les extrémités de plusieurs des kystes offrent un commencement de crétification. L'un d'eux, rompu par la pression, a laissé échapper le ver. Les fibres musculaires sont altérées; on ne distingue pas nettement les stries transversales caractéristiques. Grossissement de 130 diamètres.

Fɪɢ. 2. Kyste vu à un grossissement de 300 diamètres (d'après une photographie prise au microscope, sous nos yeux, par M. E. Gros-Renaud). Aux extrémités du kyste se forme un commencement de dépôt de cellules graisseuses.

Fɪɢ. 3. Kystes-crétifiés dans les muscles de l'homme, vus en grandeur naturelle (cette figure est empruntée à Virchow).

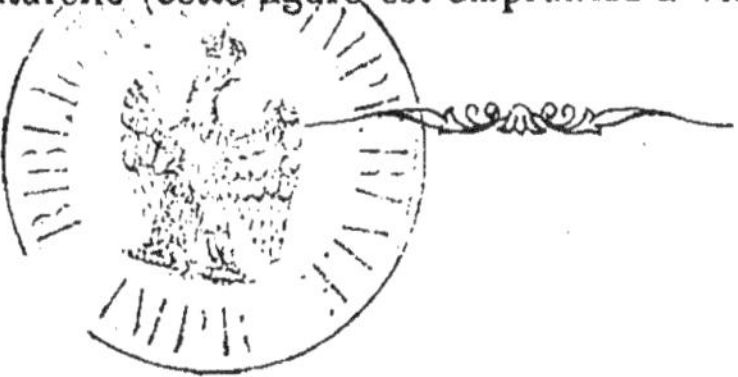

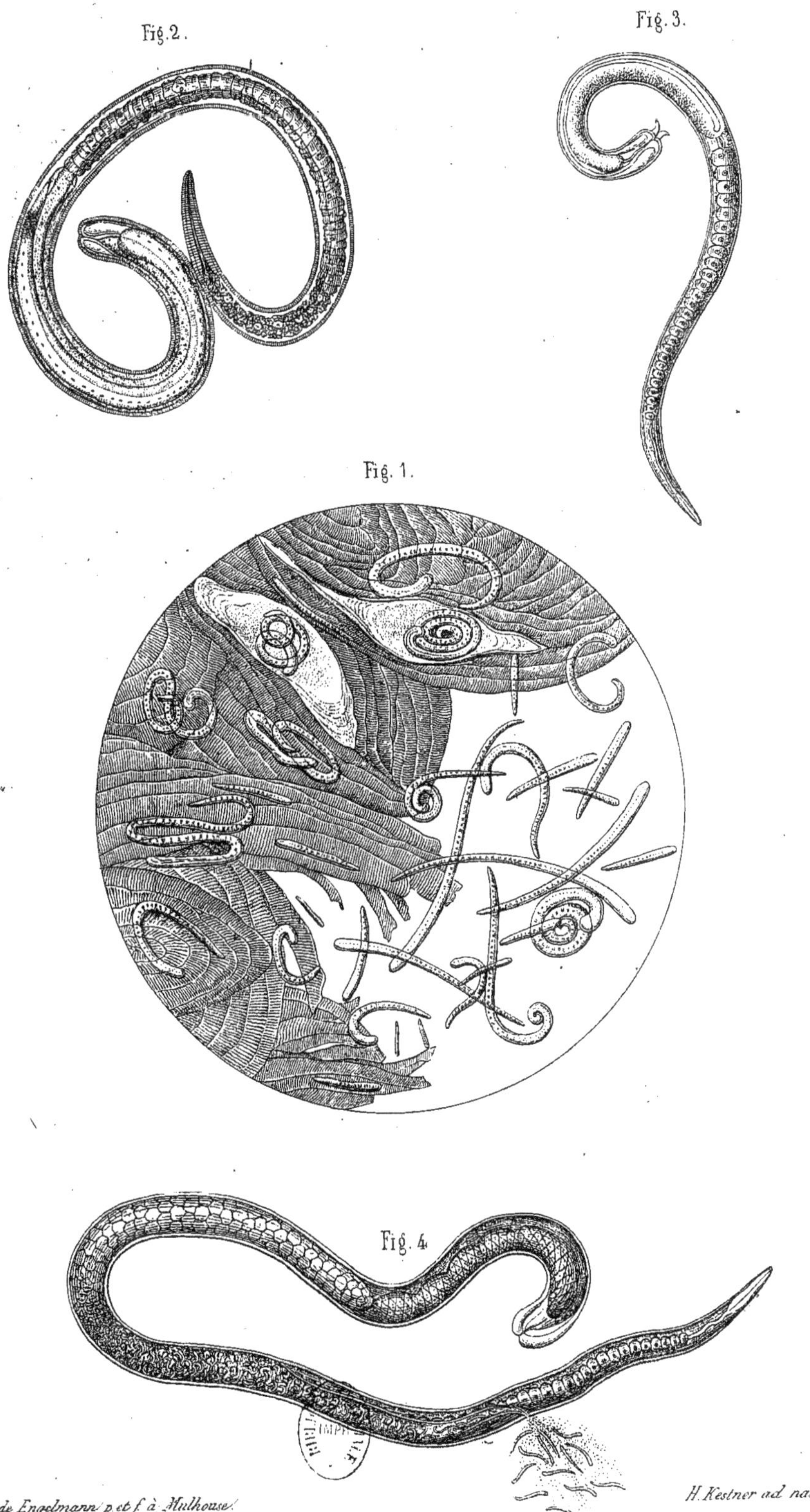

Pl. 1
Fig. 2.
Fig. 3.
Fig. 1.
Fig. 4.
de Engelmann p. et f. à Mulhouse.
H. Kestner ad nat. del.

Fig. 1.

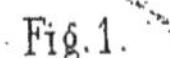

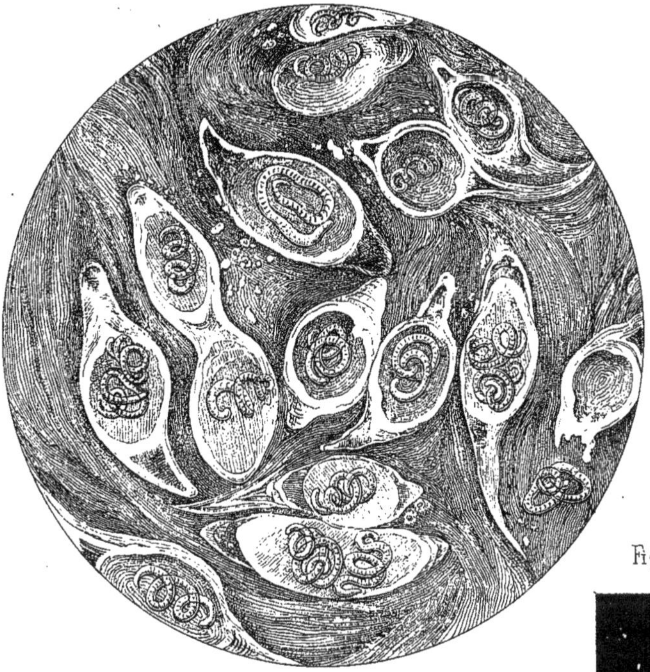

Fig. 3

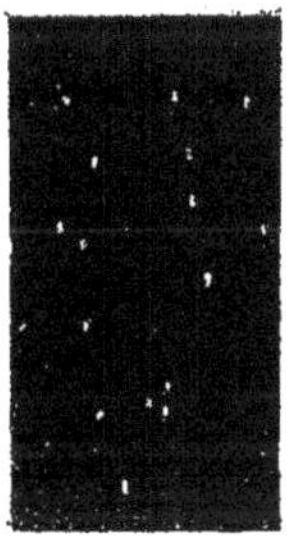

Fig. 2.

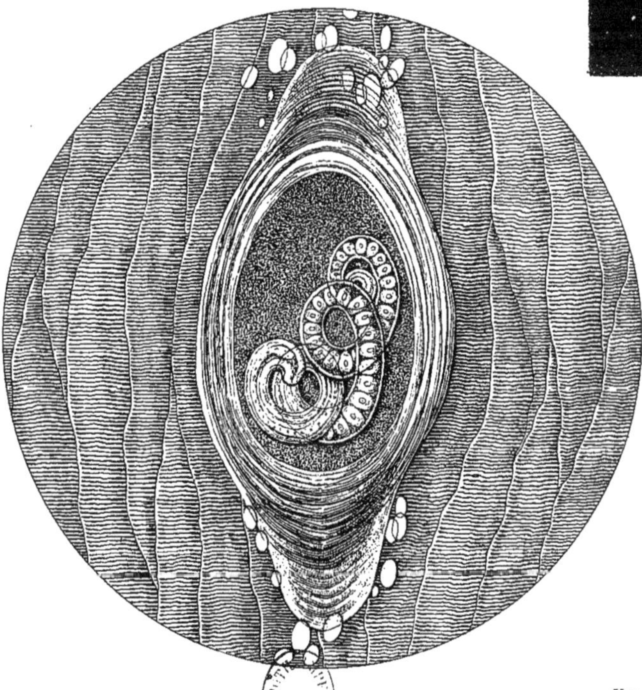

Lith. de Engelmann p. et f. à Mulhouse.

H. Kistner ad nat. del.